Felicitas Klara Hope

Strahlenfolter – Terror mit elektromagnetischen Waffen

Erfahrungsbericht einer Betroffenen

AF288896

Bibliografische Information der Deutschen Nationalbibliothek:
Die Deutsche Nationalbibliothek verzeichnet diese Publikation in der Deutschen
Nationalbibliografie;
detaillierte bibliografische Daten sind im Internet über
http://dnb.d-nb.de abrufbar.

© 2009 Felicitas Klara Hope
Satz, Umschlaggestaltung, Herstellung und Verlag:
Books on Demand GmbH, Norderstedt
ISBN: 978-3-8391-5488-5

Strahlenfolter – Terror mit elektromagnetischen Waffen

Dieses Buch ist all den Menschen gewidmet, die durch den kriminellen Einsatz elektromagnetischer Waffen entwürdigt, misshandelt, gequält und ermordet werden.

»Die beiden deutschen Rüstungsunternehmen Rheinmetall und Diehl sind in die Entwicklung von Hochleistungs-Mikrowellenwaffen eingestiegen (…) Sogenannte E-Waffen werden in Fachkreisen als Revolution der Waffentechnologie bezeichnet, weil physikalische Grenzen wie Mauern kein Hindernis darstellen, es keine Geschosse und Munitionshülsen oder große Explosionen gibt (…) Diehl hat beispielsweise in den Ausmaßen eines Koffers ein Mikrowellensystem entwickelt, mit dem sich alle elektrischen Geräte (…) lahmlegen lassen.«
Diehl und Rheinmetall verkaufen zusammen Mikrowellenwaffen, von Gerhard Hegmann, in Financial Times Deutschland, vom 10. März 2003

»Kritiker warnen aber vor dem Einsatz solcher Waffen. Der Mikrowellenstrahl, argumentieren sie, eigne sich beispielsweise trefflich als Folterwerkzeug: Er kann Menschen höllische Schmerzen zufügen, ohne eine Spur zu hinterlassen (…) Vor allem aber sei es keineswegs gewiss, dass die Strahlenwaffen nicht töten. Wird ein Mensch über längere Zeit von einem Mikrowellenstrahl erfasst, kann dieser den Herzschlag des Getroffenen zum Stillstand bringen, potenziell tödliche Hirnschäden verursachen oder ihn erblinden lassen, weil sich die Augäpfel aufgrund ihres hohen Wassergehalts sehr stark erhitzen.«
Als ob Haut in Flammen steht, von Michael Odenwald, in Focus vom 6. August 2004

»Menschenrechtsgruppen fürchten, dass sich die neuen Waffen auch für Folterzwecke eignen.«
Schmerzen statt Tod, von Michael Odenwald, in Focus vom 17.04.2009

Dritter Gefahrenbericht

»HPM-Waffen in einfachster Form können (…) relativ einfach und ohne aufwendige Kosten von zivilen Personen mit entsprechenden Kenntnissen aus handelsüblichen Komponenten gefertigt und im Prinzip zu Sabotage- oder Erpressungszwecken eingesetzt werden. Es wird in diesem Zusammenhang bereits von ›Elektromagnetischem Terrorismus‹ gesprochen, der zu einer Gefährdung der öffentlichen Ordnung führen kann. Ein Schutz gegen HPM existiert generell noch nicht.«

Dritter Gefahrenbericht der Schutzkommission beim Bundesminister des Innern – Bericht über mögliche Gefahren für die Bevölkerung bei Großkatastrophen und im Verteidigungsfall, März 2006, Zivilschutzforschung Band 59

Inhalt

Vorwort

Der Regen spült die letzten Schneespuren von den Dächern. Ein unfreundlicher Februartag in Berlin. Nach längerem Zögern habe ich mich dazu durchgerungen, über eine Verfolgungsjagd zu schreiben, die seit mehr als acht Jahren andauert. Dieses Buch ist ein Appell, ein Hilfeschrei, eine Warnung und vielleicht auch ein letzter Rettungsanker. Leider ist das, was ich hier beschreiben werde, nicht Stoff eines spannenden Science-Fiction-Romans, sondern Realität. Ich selbst bin betroffen: Ich bin als »Versuchskaninchen« Angriffsziel einer Gruppe, die mit neuartigen, elektromagnetischen Waffen, wie Mikrowellenstrahlung, experimentiert. Doch es geht nicht nur um technische Experimente, es geht auch nicht »nur« um Schikanen, Körperverletzung, Folter oder psychische Zermürbung – nach einer schweren Erkrankung im vergangenen Jahr musste ich mit Entsetzen feststellen, dass es um aufwendig und langfristig geplante Mordversuche geht.

Das Folterprogramm dieser Täter wird im Laufe der Jahre allmählich gesteigert und reicht von der Verstümmelung der Zehen und Füße bis hin zur schmerzhaften Verbrennung der Gelenke, von Schüssen oder Schlägen in die Herzgegend bis zu Attacken auf Schläfe und Hinterkopf. Am Ende stehen lebensbedrohliche Erkrankungen wie Herzinfarkt, Gelenkschäden, Schlaganfall, Lähmungserscheinungen, Tumorbildung – und dieser »Tod auf Raten« wird von der Bande mit vollster Absicht strategisch geplant und durchgeführt. Mord ist ihr Handwerk.

Die lautlose Strahlung dringt durch Wände und selbstverständlich auch durch Glas, Holz oder Rollläden. Man kann sie durch kleinste Ritzen sehr zielgenau auf eine bestimmte Körperstelle richten, und man kann offensichtlich auch die »Dosis« erhöhen, um Schutz- und Abschirmsysteme zu durchbrechen. Nach meinen Erfahrungen können die Angreifer ihr Ziel sehen und sie können den Aufenthalt des oder der Verfolgten auch in geschlossenen Räumen genauestens orten.

Sie kommen in fast jeder Nacht, auch an Weihnachten, Neujahr oder

Ostern, und schießen mehrmals auf Fußsohlen, Zehen, Kniegelenk, Knöchel, Schultern, Ellenbogen, in den Oberbauch, in die Kehle, in die Schläfen. Zuerst ist der Herzschlag beschleunigt, der Blutdruck steigt, die Halsschlagader rast, der gesamte Körper ist erhitzt, der Kopf ist hochrot angelaufen, Ohren und Kehle schmerzen. Dann folgt der elektrische Schlag oder der Schuss in die gerade bevorzugten »Zielscheiben«, nämlich ins Herz, die Beine oder in den Kopf. Der Ablauf der Folter wird im Voraus geplant und ist nicht dem Zufall überlassen. Meist wirken die Strahlen krampfauslösend und lähmend, sodass der schmerzgekrümmte, durch permanenten Schlafmangel ausgelaugte Mensch noch nicht einmal mehr die Kraft hat, aus dem Schussfeld zu fliehen. Mitunter werden einschläfernde, geruchlose Gase in die Wohnung geleitet, damit sich das Opfer den Torturen nicht vorzeitig entziehen kann.

Sie folgen auf Reisen bis an den Urlaubsort und belegen ein angrenzendes Zimmer. Sie lauern in Zügen, auf Bahnhöfen und dringen mit Vorliebe in leer stehende Wohnungen ein. Sie hören das Telefon ab, montieren Sender an Autos, stellen Wachposten auf. Ziel ist die Rundum-die-Uhr-Besendung des Opfers. Auffällig ist dabei, dass finanzielle Mittel offensichtlich unbegrenzt vorhanden sind und dass auch der Zeit- oder Personalfaktor bei diesen Mörderkommandos überhaupt keine Rolle spielt.

Vielleicht denken Sie jetzt: »Das kann doch nicht wahr sein! Solche Waffen gibt es nicht!« Irrtum! Im »Dritten Gefahrenbericht der Schutzkommission beim Bundesminister des Innern« vom März 2006 wird bereits vor »Elektromagnetischem Terrorismus« mittels HPM-(High Power Electro Magnetics)-Waffen gewarnt. (1) Merkwürdigerweise ist dieser Bericht in der Öffentlichkeit wenig bekannt. Dass aber Mikrowellenwaffen im Irakkrieg erprobt wurden, ist kein Geheimnis mehr, ebenso wenig, dass sich die Militärpolitik, nicht nur der Amerikaner, sondern in wachsendem Maße auch anderer Staaten, am »electronic warfare« orientiert. Im März 2009 berichtete DER SPIEGEL, dass ein Produkt der UNIVAL-Gruppe aus Bonn der Knüller auf der Waffenmesse IDEX in Abu Dhabi war. Es handelt sich um eine Waffe, die man nach Ansicht des Verfassers als »Blutkocher« oder als »mobile Mikrowelle« bezeichnen könnte. (2) Es gibt mehrere deutsche Firmen, die in diesem Bereich marktführend sind.

Sie mögen jetzt einwenden: »Folter und Menschenversuche mit solchen Waffen gibt es vielleicht in Diktaturen, aber nicht hier im demokratischen System!« Das ist – mit Verlaub! – naiv. Deutschland ist inzwischen nach den Vereinigten Staaten und Russland der drittgrößte Waffenlieferant der Welt. (3) Kriminelle Kreise sind hochinteressiert an neuen technologischen Mitteln, die risikolos zu beschaffen, zudem leicht herstellbar sind und bei größter gesundheitlicher Schädigung, bis hin zum Tod, äußerlich kaum Spuren hinterlassen. Verwendung und Einsatz von HPM-Waffen unterliegen hierzulande keiner öffentlichen Kontrolle. Sie werden aus »handelsüblichen Komponenten« von »zivilen Personen mit entsprechenden Kenntnissen ohne aufwendige Kosten gefertigt.«(4) Tatsache ist auch, dass die Polizei den Angegriffenen jeglichen Schutz verweigert, weil sie angeblich noch nie von elektromagnetischen Waffen gehört hat (Stand: Februar 2008). In Teil zwei dieses Buches werden Sie unter dem Titel »Davon habe ich ja noch nie gehört! - Keine Hilfe nirgends?« Näheres über die Haltung der Strafverfolgungsbehörden zu diesen gefährlichen Killerbanden erfahren.

»Jetzt reicht es aber! Die Autorin ein Fall für den Psychiater! Sie hat Albträume, Halluzinationen, paranoide Zustände und will uns einreden, ihr krankhaftes Horrorszenario sei Realität!«
    Na endlich! Nur raus mit der Sprache! Gut, dass Ihnen diese Psychofall-Idee gekommen ist! Sie ist nicht neu und noch nicht einmal besonders originell! Sie ist ein entscheidender Bestandteil des kriminellen Puzzlespiels. Die Täter rechnen nämlich damit, dass der attackierte Mensch für »verrückt« gehalten wird, sobald er mit seiner leidvollen Erfahrung an die Öffentlichkeit tritt. Vielleicht fehlen dem Nacht für Nacht gepeinigten Opfer die Worte, um die Folterszenen zu beschreiben, vielleicht scheut es sich, diese Verletzungen seiner Intimsphäre öffentlich zu bekennen, vielleicht nagt an ihm schon der

Zweifel an der eigenen Wahrnehmung oder es denkt sogar an übersinnliche Phänomene. Sicherlich findet sich auch bald ein beflissener Psychiater, der ebenfalls noch nie von HPM-Waffen gehört hat und dem geschwächten »Patienten« auf Anhieb einen »Verfolgungswahn« oder »Schizophrenie« bescheinigt, ihn für arbeitsunfähig hält und starke Schlafmittel oder Neuroleptika verordnet. Ich bin sehr dankbar, dass ich mich dieser »Fatalität« entziehen konnte. Von einigen Ausnahmen abgesehen hat es niemand ernsthaft gewagt, mich als »verrückt« abzustempeln, aber genau diesen »klassischen« Ablauf kalkulieren die Täter kaltblütig ein. Neben der »Unwissenheit« der Polizei ist die »Psychofall«-Reaktion der Öffentlichkeit sozusagen das zweite Standbein. Auch diese teuflischen Mechanismen sind im zweiten Teil nachzulesen.

Sie sind inzwischen nachdenklicher geworden – vielleicht ist ja doch was dran? Zum Glück kommt Ihnen doch noch ein Einwand! »Warum wird in der Presse nicht vor diesen Gefahren gewarnt? Wenn Folter mit neuartigen Mitteln vor unserer Haustür illegal betrieben wird – warum erscheint diese Meldung dann nicht in den lokalen Schlagzeilen? Warum werden die mehr als hundert Fälle von Langzeitfolter mit lebensbedrohlichen Strahlenwaffen (die Dunkelziffer ist zweifellos höher!) in der öffentlichen Berichterstattung der Bundesrepublik totgeschwiegen?«

Ihre Frage, lieber Leser, liebe Leserin, ist berechtigt, und ich weiß genauso wenig wie Sie, warum die Berichterstatter in der Regel dieses Thema meiden. Sicher ist nur: Die Tatsache, dass nur wenige Menschen über elektromagnetische Folter informiert sind und dass diese in der Öffentlichkeit als Hirngespinst gilt, spielt den Kriminellen entscheidende Trümpfe zu. Die heimtückische Strategie dieser Gruppierungen basiert nämlich auf dem Informationsdefizit der Bevölkerung – je dürftiger die Information über den kriminellen Missbrauch neuartiger Waffen durch die Medien ausfällt, desto dreister und unbekümmerter gebärden sich die Banden, die in Deutschland keine Strafverfolgung befürchten müssen.

Im ersten Teil dieses Berichts beschreibe ich die Foltermethoden, ihre gesundheitlichen Folgen und die Vorgehensweise der Täter, so wie ich sie erlebt habe und zum Zeitpunkt der Ausarbeitung dieses Buchs immer noch erlebe. Als Laie fehlen mir die technischen Kenntnisse, um die Strahlenkategorie und die Art der elektromagnetischen Waffen wissenschaftlich fundiert zu bestimmen. Bei Gesprächen mit Spezialisten habe ich andererseits feststellen müssen, dass den Physikern und Physikerinnen, die professionell unter Laborbedingungen mit elektromagnetischer Energie zu tun haben, jegliche Kenntnis darüber fehlt, was eine längerfristige Besendung im menschlichen Körper bewirken könnte und wie sich der Einsatz dieser Waffen in einem lebendigen Organismus »anfühlt«. Soweit mir bekannt, hat sich bisher noch keiner der Wissenschaftler einem ernst zu nehmenden Selbstversuch ausgesetzt, was sie aber nicht daran hindert, die Berichte der Opfer, die auf verbrecherische Weise gezwungen werden, die Auswirkungen solcher Experimente am eigenen Leibe zu erdulden, mit einer nicht zu überbietenden Arroganz abzufertigen.

Im zweiten Teil zeige ich die eingeschliffenen Reaktionsmuster auf, mit denen die Gesellschaft, Polizei, Behörden, Ärzteschaft und der durchschnittliche Bundesbürger auf diese Herausforderung reagiert. Besonders am Herzen liegt mir dabei die Fragestellung: Wie gelingt es unter extremen Bedingungen, trotz physischer Verletzung und psychischer Demütigung, trotz Ausgrenzung und Häme zu überleben, nicht in Verzweiflung zu versinken, die eigene Selbstachtung und Lebensfreude zu bewahren? Meine Tagebücher dienen als Grundlage der Darstellung.

Ich wünsche mir sehr, dass diese Veröffentlichung dazu beiträgt, die Leserschaft aufzurütteln. Sie soll »Sand im Getriebe« einer aalglatten, verbrecherischen Offensive sein, die technische Innovation gegen die Menschen, nicht für sie einsetzt. Und sie soll schlussendlich dazu beitragen, diese besonders gefährliche Form der Kriminalität zu Fall zu bringen. Wenn die Leser und Leserinnen beginnen, über den Missbrauch noch weitgehend unbekannter Waffensysteme nachzudenken, wenn sie sich empören über die menschenverachtende Brutalität dieser Folter wehrloser Menschen und wenn sie endlich begreifen, dass auch sie eines Tages Opfer dieser hinterhältigen, tödlichen Strategie werden könnten, dann haben diese Zeilen ihren Zweck erfüllt.

Teil 1: Folter und Verfolgungsjagd

Bitte

… Und dass wir aus der Flut,
dass wir aus der Löwengrube und dem feurigen Ofen,
immer versehrter und immer heiler,
stets von neuem,
zu uns selbst
entlassen werden.
(Hilde Domin)

Kapitel 1: In Lebensgefahr

Im Juli 2008 erlitt ich einen Herzinfarkt. Ich nahm den Nachtzug von
Berlin nach Bad Nauheim, auch mit dem Hintergedanken, nach langer
Schlaflosigkeit die Zugfahrt zu nützen, um endlich wieder ungestört
zu ruhen. Der Zug war sehr schwach besetzt und ich hatte eines der
kleinen Abteile ganz für mich allein. Ich streckte mich aus, zog die
Beine hoch und bettete den Kopf auf meinen Rucksack. Kurze Zeit
später öffnete ein Mann leise die Tür, über der ein schwaches Lämpchen glomm, und setzte sich mir gegenüber. Ich war zu müde, um ihn
mir genauer anzusehen, konnte aber im Halbdunkeln einen Trach-
tenjanker und sportliche Kleidung erkennen. Der Typ installierte sich
stumm, schloss die Augen und schien nach einer bequemen Schlaf-
position zu suchen. Kurz blitzte in mir eine vage Warnung auf, ein
schwaches Signal, wie eine Sternschnuppe zwischen den Augen, und
darauf folgte der spontane Impuls, schnell das Abteil zu wechseln, aber
ich war zu müde, um ihm Folge zu leisten. Das ist sicherlich einer meiner alten Angstreflexe, dachte ich beschwichtigend, dann überwältigte
mich die Müdigkeit, und ich erwachte erst wieder aus einem tiefen,
bewusstlosen Schlaf, als sich der Zug in den frühen Morgenstunden
Frankfurt näherte. Der Mann war weg. Ich hatte Schmerzen in allen
Gliedern, besonders aber in den Achselhöhlen, in den Armen und im
Brustbereich und wurde auch an der frischen Luft die merkwürdige
Benommenheit nicht los, die mir den Kopf vernebelte. »Ich werde
einen Spaziergang machen, damit sich die Verspannungen wieder
lockern«, sagte ich mir. Zum Glück hatte ich nur leichtes Gepäck,
aber schon nach den ersten Schritten erschien mir die Tasche zent-
nerschwer. Ich fröstelte, trotz des warmen Sommermorgens trat mir
kalter Schweiß auf die Stirn und ich fiel erschöpft auf die nächste
Parkbank.

Ich war zum Frühstück bei einer Freundin eingeladen und hatte
mich auf dieses Wiedersehen gefreut. Jetzt schien plötzlich auch der
Magen zu streiken; ein Brechreiz überkam mich und schwarze Schatten zogen vor meinen Augen vorbei. Mühsam schleppte ich mich

weiter, aber ich wurde das lähmende Schwächegefühl nicht los, das heraufkroch und sich mehr und mehr meiner Glieder bemächtigte. »Ein Kaffee wird mich aufmuntern!«, predigte ich mir innerlich und war endlich im Seniorenheim angelangt, wo mich meine Freundin schon am reich gedeckten Frühstückstisch erwartete. Ich musste mich zwingen, einige Bissen zu mir zu nehmen, und riss mich zusammen, um dem Gespräch zu folgen. Als ich das Haus verließ, erwartete mich ein heller, strahlender Sommertag im Juli, aber dennoch zitterten mir die Knie und ich fror erbärmlich. Mein letzter Gedanke war: Ich werde mich an diesem Zaun festhalten!, dann erinnere ich mich an nichts mehr. Als ich zu mir kam, lag ich auf dem Gehweg, und jemand versuchte, mich zur Seite zu drehen. Der Hinterkopf brannte und schmerzte und ich ertastete vorsichtig eine nässende Beule.

Die ältere Dame, die Erste Hilfe leistete, hatte beobachtet, wie mein Kopf auf einen Poller prallte, als ich »wie ein gefällter Baum« plötzlich nach hinten umkippte. Nun warteten wir auf den Krankenwagen und diese Minuten waren schier endlos. Noch immer versagten meine Knie den Dienst. Ich saß auf dem Gehsteigpflaster und musste mich an eine Hauswand lehnen, um nicht erneut umzufallen. Die Johanniter brachten mich in die Notaufnahme des nahe gelegenen Krankenhauses, wo sofort ein Kopf-CT durchgeführt wurde. Die Stimme der Ärztin klang weit entfernt und gläsern, als sie »kein Befund« sagte. Dann fand ich mich auf der Station wieder, reinigte notdürftig meine beschmutzten Hände und Kleider und wollte nach Hause. Der Klinikchef kam an mein Bett und plauderte fröhlich, bis seine Augen hinter den blitzenden Brillengläsern nachdenklich blickten: »Wir müssen herausfinden, warum Sie diesen Zusammenbruch hatten! Der Kopf war nicht die Ursache. Ich tippe auf die Herzkranzgefäße.«

In diesem Augenblick hörte ich zum ersten Mal von einem Herzkatheter und von der Möglichkeit, einen Stent zu implantieren, wenn eines der Herzkranzgefäße blockiert ist. »Vor zwanzig Jahren ist man noch an einem Herzinfarkt gestorben«, erklärte er geduldig. »Heute gibt es – Gott sei Dank! – Hilfe!«

Bad Nauheim ist ein Herzheilbad und verfügt über eine renommierte Spezialklinik. Wahrscheinlich hat mir die Geistesgegenwart des Krankenhauschefs das Leben gerettet, denn kurze Zeit später transportierten mich die Johanniter eiligst in die Kerckhoff-Klinik, und zwar gleich auf den Operationstisch. Ein wütender Schrei des Chirurgen löste sofort eine hektische Betriebsamkeit aus: »Eine sehr gefährliche Stelle!«, brüllte er und alle Schwestern rannten kreuz und quer durch den Operationssaal. Den Rest konnte ich nicht mehr verstehen, denn der Operateur trug schon den Mundschutz. Auch noch ein Choleriker!, dachte ich, während der Katheter durch die Leistenbeuge eingeführt wurde. Es tat verdammt weh. Ich hatte keine Ahnung vom Ablauf einer solchen Operation und fühlte mich verloren und ausgeliefert. Ich konnte nicht verhindern, dass mir einige Tränen übers Gesicht rannten. Der Arzt sah mitleidig auf mich herab und zügelte die Lautstärke seiner Stimme. Der Eingriff dauerte nicht lange, dann zeigte er mir die Herzkrankgefäße »vorher« und »nachher« auf dem Bildschirm: Ein dünnes Etwas, was sich wie ein langer Zwirnsfaden hin- und herbewegte, war nun stabil und fest mit dem dickeren Strang verbunden. An diesem »Zwirnsfaden« hing mein Leben! Ich erfuhr später, dass ein Infarkt an dieser gefährlichen Stelle früher im Ärztejargon als »Witwenmacher« bezeichnet wurde und dass noch eine Durchlässigkeit von fünf Prozent vorhanden war, die mir sicherlich das Leben gerettet hat. Nach dem guten Verlauf des Eingriffs löste sich die Anspannung im Operationssaal – der Chirurg plauderte mit bayerischem Zungenschlag über Kochrezepte, die Schwestern atmeten erleichtert auf.

Dann Intensivstation und anschließend eine ruhige Woche in einem bequemen und vor allem in einem sicheren Zimmer. Dass sich nach jahrelanger Verfolgung bei mir schon der automatische Reflex eingeschliffen hat, auf den ersten Blick die Lage der Fenster und die Sicherheit meines neuen Schlafplatzes zu überprüfen, ist für einen Nichtbetroffenen wahrscheinlich schwer nachvollziehbar! Das Haus war als Karree gebaut – mein Fenster war von allen Seiten einsehbar und öffnete sich hin zum belebten Innenhof. Die Architektur erlaubte keine Strahlenfolter – es war schlichtweg unmöglich, mit Gerätschaften ausgerüstet in den Innenhof einzudringen, um mein Fenster ins Visier zu nehmen. Hier war ich sicher. Hier konnte ich endlich schlafen und mich erholen!

Leider dauerte die Ruhepause nicht länger als eine Woche. Dann wurde ich entlassen. Mein Gesundheitszustand war noch labil und angegriffen, aber ich saß in einem Abteil erster Klasse im ICE nach Berlin. In wenigen Tagen sollte meine Kur in der Rehaklinik in Bernau beginnen; es war alles schon organisiert. Das hieß: waschen, packen und wieder Abschied nehmen!

Bad Nauheim war mein vorheriger Wohnort, in den ich gelegentlich zurückkehrte, um Freunde zu besuchen und um meine Wochenendwohnung leer zu räumen. Vor knapp drei Jahren war ich gezwungen, meinen Beruf als Lehrerin aufzugeben und vorzeitig – zunächst befristet – in Pension zu gehen. Der wahre Grund war selbstverständlich die zermürbende Dauerbelastung durch die Attacken mit HPM-Waffen. Damals entschloss ich mich, den Ruhestand und die Ortsunabhängigkeit zu nutzen, um in eine möglichst weit entfernte Stadt zu übersiedeln. Die Täter waren im nordhessischen Raum ansässig und würden sicherlich vor häufigen Fahrten nach Berlin zurückschrecken, so hoffte und dachte ich, und wollte sie durch diesen Ortswechsel endgültig abschütteln.

Das erwies sich als Irrtum. Bereits in der zweiten Woche nach meinem Umzug hatte die Bande meine neue Adresse in Berlin ausfindig gemacht und griff massiv von der Straße aus an. Auch ein zweiter Umzug innerhalb Berlins war völlig unnütz – jetzt aber wohnte ich immerhin in einer Altbauwohnung und in einem Kiez, die mir gefielen.

Ich fuhr mit dem Taxi in die Rehaklinik nach Bernau. Der Fahrer verirrte sich unterwegs in den Schrebergärten, und wieder registrierte ich mit Erleichterung, dass uns bis hierher niemand gefolgt war. Ich freute mich schon auf die ruhigen drei Wochen und nahm mir vor, täglich mindestens zehn Stunden lang ausgiebig und genussvoll zu schlafen. Vielleicht würde ich endlich wieder träumen! Ich sehnte mich nach dem tiefen, bunten Traumgeschehen, aus dem man erquickt und mit neuen Ideen erwacht. Aber noch immer war ich viel zu blauäugig! Schon in der zweiten Woche meines Aufenthaltes wurde der Terror sogar in Bernau fortgesetzt. Mein Zimmer im Parterre war mit riesigen

Fenstern zur Waldseite hin ausgestattet, und einige Hundert Meter entfernt verlief eine gut ausgebaute Straße, die von Bäumen verdeckt wurde. Von dort hörte ich nachts Motorenlärm und Bremsgeräusche, dann begannen die Attacken auf das Herz. Man visierte damals kontinuierlich das linke Bein und das Herz an, manchmal auch die rechte Schläfe. Es gab keinen geschützten Ort, an den ich flüchten konnte. Ich war den Schüssen ausgeliefert und mein Blutdruck kletterte wieder in gefährliche Höhen. In dieser Situation begriff ich, dass man mich ermorden will. Gerade hatte ich einen Herzinfarkt knapp überlebt. Dass man jetzt erneut gezielt das Herz angriff, zeigte in aller Klarheit die Tötungsabsicht meiner Verfolger.

Ich weihte die Psychologin des Hauses ein und erhielt Unterstützung. Sie stellte mir einen kleinen Arbeitsraum zur Verfügung, dessen Fenster sich nach dem Innenhof hin öffneten, doch nach ein, zwei Nächten Ruhe wurden auch hier die Angriffe – in etwas abgeschwächter Form – fortgesetzt.

Kapitel 2: Aus unmittelbarer Nähe

Als ich vor fast drei Jahren nach Berlin zog und mit Entsetzen bemerkte, dass der Terror auch hier weiterging, wäre ich fast in eine hoffnungslose Depression geglitten. Jetzt glaubt mir doch niemand mehr, dass die Attacken real sind, dachte ich verzweifelt. Wenn ich erzähle, dass mir ein Mörderkommando bis nach Berlin gefolgt ist, sich hier einquartiert hat und Nacht für Nacht Strahlenfolter betreibt, wird jeder denken, dass ich an Paranoia leide.

Zum Glück war die Stadt voller Ablenkung und bot so viele attraktive Kulturprogramme, dass ich mich immer wieder wie Münchhausen an den eigenen Haaren aus dem schaurigen Moor ziehen konnte. Ich wohnte nun in einer engen Straßenzeile in einer verkehrsberuhigten Zone, wo jeder längere Stopp eines Fahrzeugs zu Problemen führen musste. Hier entdeckte ich, dass die »Schüsse« durch das Fenster einer Etage unter mir gefeuert wurden. Der Schlag durchdrang die Fensterscheiben der Wohnung unter mir, dort die Decke und danach den Boden der höher gelegenen Wohnung. Vorher wurde mein Schlafplatz mit einer Technik lokalisiert, die sich durch eine Abfolge leiser Morsetöne akustisch bemerkbar machte. Ich begann nun, mit vielerlei Abschirmvliesen zu experimentieren, wobei die Kombination zweier Systeme in Verbindung mit Bleigummi oder Kupferblech bei kompletter Dunkelheit eine relativ starke Schutzwirkung hatte. Ich ließ also Verdunkelungsvorhänge nähen und schirmte so das Schlafzimmer ab.

Da ich immer befürchten musste, dass man mir nicht glaubt, wählte ich die Leute, mit denen ich über die Vorgänge sprach, sehr sorgfältig aus. Ein flüchtiger Bekannter, der unregelmäßig arbeitete, erbot sich, nachts von Zeit zu Zeit einige Stunden lang Haus und Straße zu beobachten. Nach einigen Einsätzen trafen wir uns regelmäßig in einer Stammkneipe und er berichtete mir dann über seine nächtlichen Spaziergänge im Kiez. Das war spannend! Er hatte zwei Männer mit Schirmmützen gesehen, die einen dunklen Kombi mit getönten Scheiben fuhren. Vorne fehlte das Nummernschild, hinten war es so beschmutzt, dass man es nicht erkennen konnte. Diese Taktik kannte ich schon aus Bad Nauheim, wo ich mir regelmäßig die Kennzeichen verdächtiger Autos notierte, bevor sie mit denselben Tricks unlesbar gemacht wurden. Mein Beobachter erhaschte einen Blick auf zwei Männer in einem Hausflur der mir gegenüberliegenden Häuserreihe, wo sie in Windeseile mit den Worten »Schnell weg!« metallisch klingende Gegenstände in einen Rucksack räumten. Wir stellten fest, dass sich diese zufällige Begegnung exakt mit dem Zeitpunkt einer Attacke deckte. Außerdem war mein Beobachter einem der Männer gefolgt, der zu Fuß mit Rucksack die Straße entlangging. Merkwürdigerweise entfloh der Mann, als er sah, dass ihn jemand verfolgte! Er beschleunigte seine Schritte und verbarg sich hinter parkenden Autos.

Letztendlich war das noch nicht sehr viel, aber ich war überzeugt, dass wir auf der richtigen Fährte waren. In diesem Augenblick änderten die Angreifer ihre Taktik abrupt.

Meine Schutzvliese konnten zwar durch eine Erhöhung der »Dosis« durchbrochen werden, aber sie schwächten doch immerhin die Intensität der Strahlung spürbar ab. Dadurch konnte ich die Richtung, aus der die Angriffe kamen, mit Exaktheit bestimmen: Mein auf dem Boden verstärktes Schutzsystem war plötzlich nicht mehr wirksam, weil die Attacken nicht mehr von unten, sondern von oben kamen!

Gleichzeitig waren im oberen Stockwerk Installationsgeräusche zu hören. Renovierte jemand seine Wohnung ausschließlich in den Nachtstunden zwischen zwei und fünf Uhr? Ich klingelte bei dem Mieter, der eine Etage höher wohnte, und er erklärte mir, er übernachte sehr oft bei seiner Freundin und sei kaum noch hier. Ein Kumpel, mit dem er sich die Wohnung teile, bringe aber manchmal Leute mit. »Was die nachts machen, weiß ich nicht!«

So weit Mario! Über seiner Wohnung lag nur noch der Dachboden. Vielleicht hatten sich meine Verfolger ja dorthin Zutritt verschafft und operierten vom Speicher aus? Die Reichweite dieser Waffen beträgt mehrere Hundert Meter. Ich suchte den Hauswart in seiner Sprechstunde auf, berichtete von dem nächtlichen Installationslärm und bat ihn, mir gelegentlich den Dachboden aufzuschließen oder den Schlüssel auszuhändigen. Er bestand darauf, mich zu begleiten, und wir standen etwas hilflos zwischen zugigen und staubigen Dachbalken, die keine menschlichen Spuren erkennen ließen. »Ich glaube doch, dass es die beiden Jungs sind, die den Lärm veranstalten«, sagte der Hauswart langsam und bedächtig. »Sie haben auch Schwierigkeiten, die Miete zu bezahlen.«

Daraufhin nahm ich Mario ins Verhör, erzählte ihm aber nicht die gesamte Geschichte. Er besuchte eine Abendschule, um das Abitur nachzuholen, und füllte nebenbei bei Kaiser's Regale auf. Die Mietkosten wuchsen ihm über den Kopf. Mit seiner Freundin zusammen suchte er eine andere Unterkunft, denn er wollte Kosten sparen und diese relativ teure Wohnung aufgeben. Über seinen Mitbewohner ließ er nichts verlauten.

Die Dauerbestrahlung aus dieser Wohnung erfolgte mehr als zwölf Monate lang. Mario war selten zu sehen. Er kam gelegentlich für einige Stunden vorbei und im September sprach ich ihn im Treppenhaus an und fragte, ob er inzwischen ein anderes Domizil gefunden habe. Nein, antwortete er. Es sei nicht leicht, das richtige zu finden, und so lange stünde die Wohnung eben leer. Ich fragte ihn nicht, wie er jeden Monat 560 Euro aufbringt, um die angeblich leer stehenden Räume zu finanzieren. Dass er – ohne Freundin – bereits seit September ein anderes Einzimmerapartment angemietet hatte, erzählte er mir wiederum nicht. Dies erfuhr ich erst später durch eine Detektivin. Auch sein Mitbewohner war schon seit Monaten ausgezogen, nachdem es zwischen den beiden Jungs zu einem Zerwürfnis wegen der Mietzahlungen gekommen war. Warum aber stand eine Wohnung über ein Jahr lang leer, deren Miete von einem jungen Mann bezahlt wurde, der schon längst in einer anderen Unterkunft hauste und gar nicht wusste, wie er seine Ausbildung finanzieren soll?

Es gab keinen logisch nachvollziehbaren Grund, nur den einen, dass sich meine Verfolger dort eingenistet hatten. Sie benutzten nie das Licht. Sie hatten den Briefkasten zugeklebt. Auf Klingeln öffneten sie nie die Tür. Aber bei Tag und Nacht drangen deutlich Geräusche aus der Wohnung. Außerdem war das veränderte Verhalten Marios auffällig. Ich spürte, dass er etwas vor mir verbergen wollte und dass er jede zufällige Begegnung im Hausflur mied. Was wusste er? Warum sagte er nicht offen, dass er die Wohnung untervermietet hat? Hatte das Mordkommando auch ihn angeheuert?

Kapitel 3: Überwintern in Portugal

Ich wollte den Winter unter diesen Umständen nicht in Berlin verleben. Seit meinem Herzinfarkt litt ich besonders bei niedrigen Temperaturen unter beängstigenden Anfällen von Angina Pectoris, und ich beschloss, ab November an der Algarveküste zu überwintern. Wie aber sollte ich eine längere Reise organisieren, ohne dass meine Verfolger von den Reiseplänen Wind bekämen und sich an meine Fersen hefteten?

Ich kaufte das Ticket nach Portugal direkt am Schalter von Air Berlin in Tegel, tätigte aber keine weiteren Buchungen im Voraus. Auch das Reiseziel nannte ich aus Sicherheitsgründen nur wenigen Freunden mit der Bitte, auf keinen Fall diese Information an dritte Personen weiterzugeben. Einen Tag vor dem Flug beförderte eine Freundin meinen umfangreichen Koffer in die Gepäckaufbewahrung des Flughafens, und so trug ich am Reisetag nur meine Handtasche und die Katzenbox, denn mein Kater sollte nicht alleine zurückbleiben. Auf dem Weg nach Tegel wechselte ich das Taxi. Mit diesen Vorsichtsmaßnahmen hatte ich mir schon einmal eine ruhige Woche in Paris und dann noch einmal in Barcelona erkämpft.

Als ich gegen Abend in Faro ankam, ließ ich mich in eine Ferienanlage fahren, in der Tiere erlaubt waren. Die meisten Gebäude der großen Anlage mit Restaurant, Café und Tennisplatz standen zu dieser Jahreszeit leer, oft waren sie in Privatbesitz. Ich bezog ein geräumiges Apartment, neben dem sich bald ein englisches Ehepaar installierte. Es beruhigte mich, Nachbarn zu haben! In der dritten Nacht schon war die Killerbande da. Glucksendes, unterdrücktes Gelächter, dann Schüsse, Orgasmusstöhnen. Sie fühlten sich sicher und legten ordentlich los. Ich hatte handtellergroße Hämatome auf den Oberschenkeln, und die Beine schmerzten so, dass ich am folgenden Tag nur mit Mühe gehen konnte. Danach richteten sich die Attacken auch auf die Arme.

Jeder Angriff rief eine starke Erhitzung des gesamten Körpers hervor und führte offensichtlich zu inneren Verbrennungen. In Portugal erlitt ich darauf plötzlich einen Kälteschock, begleitet von dem Gefühl, dass buchstäblich das Blut in den Adern gefriert. Ich hatte einen Schüttelfrostanfall, klammerte mich zähneklappernd an den elektrischen Heizofen und betrachtete entsetzt meine blutleeren Hände, die wie abgestorben an den Gelenken hingen, dann belebte ich hektisch die fast gefühllosen Gliedmaßen mit heißem Wasser. Auch an den Armen und in den Gelenken hatte ich – deutlich erkennbar – Hämatome, und ich beschloss, mir diese Verletzungen von einem deutschen Arzt attestieren zu lassen. Ich hatte schon früher damit begonnen, Fotos zu machen und Atteste zusammenzutragen, wenn die Attacken so deutlich sichtbare Spuren hinterlassen hatten. Der deutsche Arzt praktizierte in der Umgebung von Faro, und ich war wegen der schmerzenden Beine zu Tode erschöpft, als ich mit öffentlichen Verkehrsmitteln den Weg dorthin gefunden hatte. Er bescheinigte mir sofort »Hämatome durch elektromagnetische Angriffe«.

Die Wohnung über meinem Ferienapartment stand offiziell leer, aber ich hörte eines Nachts Geräusche: Metall wurde herumgeschoben und zusammengesteckt, ein schwerer Gegenstand am Boden bewegt, Schalter wurden betätigt. Ich ging auf die Terrasse und schaute nach oben. Zigarettenrauch lag in der Luft, aber es war kein Licht zu sehen. Äußerlich sah die Wohnung so unbewohnt und verlassen aus wie vorher. Als ich zur Rezeption ging, um von dem nächtlichen Lärm zu berichten, stellte sich heraus, dass sich das Apartment in Privatbesitz befand und dass man keinen Zweitschlüssel zur Verfügung hatte. Der Nachtwächter versprach, das Gebäude im Auge zu behalten. Sofort bot man mir den Umzug in eine andere Ferienwohnung an, die an einer etwas belebteren Straße lag.

Natürlich ging der Terror auch dort weiter, aber die Typen waren hier nicht mehr in unmittelbarer Nähe wie im ersten Apartment. Letztendlich musste ich mir eingestehen, dass meine Flucht nach Portugal gescheitert war, und zeitweise wurde ich überflutet von pessimistischen Gedanken und Gefühlen. In mir schlummerte ein tiefes Gefühl der Erschöpfung, des Versagens, der stummen Wut, der Resignation, der Hoffnungslosigkeit, der seelischen Demütigung, der verzweifelten Erbitterung, des Ausgeliefertseins, das von Zeit zu Zeit wie ein gefräßiges

Ungeheuer hochkroch und meinen Lebensmut, mein Selbstwertgefühl und meine Kreativität hohnlachend aufzehrte. Sogar auf dieser aufwendig vorbereiteten Reise war es mir nicht gelungen, meine Verfolger abzuschütteln. Sollte ich weiterkämpfen? War dieser aussichtslose, ungleiche Kampf überhaupt sinnvoll?

Ich wollte mich nicht geschlagen geben. Ich ging stundenlang am Meer spazieren, hielt ein Nickerchen in den Dünen, vergnügte mich auf Konzerten, fuhr ins nahe gelegene Städtchen, las mit Begeisterung die Bücher von Saramago, machte Bekanntschaften und unternahm größere Ausflüge. Auch wenn sie überall sind, auch wenn sie Waffen einsetzen, auch wenn sie über finanzielle Mittel verfügen, auch wenn sie dich körperlich verstümmeln, dir den Schlaf rauben – sie sind nicht allmächtig. Moralisch disqualifizieren sie sich selbst bis zur Lächerlichkeit, diese starken Kämpfer für den Sieg elektronischer Waffen! Diese gestandenen Männer bringen den Heldenmut auf, sich zu nächtlicher Stunde klammheimlich anzuschleichen, um eine schlafende, wehrlose Frau zu attackieren! Und wenn sich das Opfer schlaftrunken erhebt, um einen Rundgang zu machen, dann rennen sie so wacker und tapfer ganz schnell weg! Welch heldenhafte Tat! Welch unerschrockene Kühnheit!

Trotz alledem. Trotz alledem. Ich werde ihnen nicht die Macht geben, mir den Lebenswillen und die Freude am Dasein zu rauben!

Ich ging für einige Nächte in eine behagliche Pension in der Altstadt. Über dem Zimmer lag die riesige Terrasse mit einer herrlichen Aussicht über das bunte Dächermeer von Tavira. Abends zogen verführerische Essensdüfte, der melancholische Klang alter, portugiesischer Lieder und das Lachen der geselligen Menschen nach oben, über mir wölbte sich ein strahlender Sternenhimmel. Überwältigt von diesen Eindrücken ging ich fast glücklich zu Bett und schlief endlich wieder einmal sehr gut.

In der folgenden Nacht nach Einbruch der Dunkelheit: Metallgeräusche auf der Terrasse. Ein leichtes Hämmern. Ein schwerer Gegenstand. Ich stand auf, zog mich an, stieg die enge Wendeltreppe nach oben. Da hörte ich jemanden wegrennen. Eine Metalltür schlug krachend zu. Das Mondlicht beleuchtete schwach die Dachetage. Die

Pflanzen warfen bizarre Schatten. Zwei Metalltüren führten in einen verwinkelten Anbau im hinteren Teil der Terrasse – dahin musste der Kerl verschwunden sein! Ich hatte nicht den Mut nachzusehen und verbrachte den Rest der Nacht im Eingangsbereich der Pension. Am folgenden Tag aber, bei Tageslicht, stellte ich fest, dass beide Türen abgeschlossen waren. Es gab ein geöffnetes Oberlichtfenster, und als ich mich auf einen Stuhl stellte, konnte ich einen Blick in die beiden Abstellräume werfen, in denen sich allerlei Gerümpel, Wäsche und der übliche Hotelbedarf befanden. Hierhin war der Typ gerannt, hier hatte er sich versteckt!

Die schockartige Kältewelle, folgend auf die starke Erhitzung des Körpers, wurde häufiger wiederholt und nach einigen Tagen hatte ich Durchblutungsstörungen in den Armen und ein schmerzhaftes Schweregefühl in den Achselhöhlen. Die Hände waren ständig unterkühlt und ich hatte auch tagsüber Schüttelfrostanfälle. Eines Tages saß ich im Restaurant, als ein heftiger, schmerzhafter Krampf durch beide Hände zuckte. Ich konnte das Besteck nicht mehr halten und verlor das Bewusstsein, vorher spürte ich noch, wie ein unerträglicher Schmerz durch den gesamten Körper fuhr. Irgendwann kam ich wieder zu mir und sagte den Umstehenden, dass ich Herzinfarktpatientin bin. Sie sollten bitte einen Krankenwagen rufen. Dann wurde es wieder dunkel. Während des Transports nach Faro waren wieder meine Füße und Hände wie abgestorben und ich fror entsetzlich.

In der Notaufnahme der Klinik ging es zu wie auf einem chaotischen Verladebahnhof, aber es war immerhin warm, und langsam belebten sich meine Gliedmaßen während der dreistündigen Wartezeit. Es war zum Glück kein zweiter Herzinfarkt – erleichtert kehrte ich abends wieder in die Ferienanlage zurück.

Wenige Tage nach diesem Zusammenbruch flog ich zurück ins winterliche Berlin. Ich hatte fünf Wochen in Portugal verbracht und das Mordkommando war mir gefolgt. Und was erwartete mich zu Hause?

Im Januar kündigte Mario endlich die Wohnung und jetzt verfügte nur die Hausverwaltung über die Schlüssel. Ich atmete erleichtert auf. Aber ich hatte mich schon wieder zu früh gefreut! Auch aus der nun geräumten Wohnung drang die bekannte Geräuschkulisse und der Terror wurde fortgesetzt. Schlösser sind für diese Leute gar kein Problem, das hatte ich schon des Öfteren erleben müssen. Wieder erfolgten massive Angriffe von oben. Eines Nachts verließ ich meine Wohnung gegen vier Uhr und stieg leise eine Etage höher. Ich wusste sehr wohl, dass man in unserem alten, hellhörigen Haus die Vorgänge im Treppenhaus akustisch mitverfolgen kann. Vor der Eingangstür zur »Höhle des Löwen« rasselte ich vernehmlich mit meinem Schlüsselbund, tat so, als suche ich nach dem richtigen und probierte auch, einen meiner eigenen Schlüssel ins Schloss zu stecken. Da schob von innen jemand den Riegel vor. Etwas fiel zu Boden. Dies war der Beweis, dass sich jemand in der Wohnung aufhielt! Also hatten sie erneut die alte Position bezogen, mussten nun aber damit rechnen, dass die Wohnung bald vermietet wird.

Kapitel 4: Systematische Folter

Vor etwa einem Jahr übernachtete ich in einem sehr hellhörigen Hotel in Bad Saarow. Ich ging früh zu Bett und hörte nach etwa einer Stunde, dass nebenan die bekannten Vorbereitungen für eine Attacke getroffen wurden: Herumrücken schwerer Gegenstände, Betätigung von Schaltern, metallisches Klirren etc. Es waren zwei Personen, die sich dort installierten. Merkwürdigerweise konnte ich ein halblaut geführtes Gespräch mithören: Ein Mann erklärte einer anderen Person den Ablauf der Folter! Es lag eindeutig ein genau festgelegter Plan zugrunde, an den sich der »Neuling« zu halten hatte! Der routinierte Folterknecht beschränkte sich nicht auf verbale Erklärungen, sondern demonstrierte auch »wie geölt« die schnelle Abfolge der Torturen. Zuweilen pfiff er dabei vor sich hin. Dieses Pfeifen war mir schon im Lahntal aufgefallen! Der »Anfänger«, der dann an die Reihe kam, ging zögerlicher und stockender vor.

Wieso konnte ich diese Anweisungen zur Folter mithören? Die »normale« Erklärung wäre, dass in den ruhigen Nachtstunden Geräusche deutlicher wahrnehmbar sind als tagsüber und dass dünne Wände bekanntlich Ohren haben. Da aber das Mithören in Bad Saarow kein Einzelfall ist, reicht diese einfache Erklärung meines Erachtens nicht aus. Mit Mikrowellenstrahlung kann man Mauern durchdringen und Personen »abhören«. Ich habe selbst erlebt, wie die Täter meine Position lokalisierten, indem sie Atem, Puls und Herzschlag checkten. Sie waren also in der Lage, aus größerer Entfernung jede mit Bewegung verbundene Lebensäußerung zu registrieren, auch wenn sich das Opfer in einem gut abgeschirmten Bereich aufhielt. Vielleicht funktionierten unter bestimmten Bedingungen die akustischen Signale auch »zweigleisig«?

Hier noch der frühere Fall, der sich schon in Berlin abspielte: Ich lag auf einer behelfsmäßigen Schlafstatt im Bad, das schmale Badfenster gut abgedichtet und Abschirmvliese und eine Matratze auf dem Boden ausgebreitet. Ich erwachte und hörte Stimmen, wobei wieder ein Mann einem »Anfänger« erklärte, was zu tun sei. Damals erkannte ich die Stimme des erfahrenen Folterknechts! Es war eine sehr jungenhafte Fistelstimme, oft unterbrochen von Gelächter und begeistertem Glucksen. Ich kannte diese Reaktionen des Typs bereits aus Bad Nauheim. Wenn er in Aktion war, konnte er sich nicht bezähmen und prustete, stöhnte auf, johlte, feuerte an und freute sich so lautstark, dass er von einem anderen zum Schweigen gebracht wurde. Es wäre wichtig, sich unter Betroffenen über ähnliche Beobachtungen und Erfahrungen auszutauschen!

Bei mir sieht der Ablauf der Folter, an den sich offensichtlich die »Lehrlinge« zu halten haben, so aus:

Zuerst wird der linke Fuß attackiert. Die einzelnen Zehen werden nach links und nach oben gebogen, sodass ein außergewöhnlich ausgeprägter Hallux valgus mit Hammerzehen entstanden ist. Diese verkrampfen, schmerzen und nach einer Weile fühlen sie sich taub und unbeweglich an. Die Krämpfe ergreifen auch den Mittelfuß. Nach einer Weile ist er verbreitert und versteift völlig in dieser Stellung. Bei jeder Bewegung ziehen die Schmerzen seitlich die Sehnen und Muskeln hoch bis in das Oberbein. Alle Spezialisten raten in diesem Stadium dringend zu einer sofortigen Fußoperation.

Jeder Angriff ist begleitet von einer Erhitzung des gesamten Körpers und peitscht den Blutdruck auf Höchstwerte nach oben, was für mich als Herzpatientin äußerst gefährlich ist. Besonders betroffen ist der »diastolische Druck«, also der normalerweise niedrigere Wert; er schnellt hoch auf Werte um 110. Wegen dieser Attacken muss ich abends zur stärksten Medikamentendosierung zur Senkung des Blutdrucks greifen. Ausgerechnet ich, die früher Naturheilmittel bevorzugte und der Schulmedizin stets kritisch gegenüberstand, muss nun täglich einen gewaltigen Chemiecocktail schlucken!

Auch die Gelenke sind bevorzugte Zielscheibe. Die Killerbande besendet Knöchel, Knie, Schultergelenk, Ellenbogen, Finger und sogar die Hüfte, wobei sich an diesen Stellen oft nachhaltige Hämatome bilden. Bei der letzten ärztlichen Untersuchung fielen dem Orthopäden sofort die blauen Flecken an meinen Knien auf und er vermutete einen Unfall. Eine Magnetresonanztomografie der Ellenbogen und der Kniegelenke ließ Gelenkergüsse, einen ungewöhnlich fortgeschrittenen Verschleiß der Knorpel und Risse im Meniskus erkennen. Ich nehme an, dass die Hitze der Einstrahlung eine Schrumpfung der Knorpelmasse bewirkt. Alle Gelenke sind ständig angeschwollen und schmerzen oft so, dass jede Bewegung zur Qual wird.

Der Kopf ist hochrot angelaufen, die Augen sind geschwollen, und die Angriffe auf die Kehle und die Halsschlagader hinterlassen eine Entzündung des Rachens, bei der oft die Stimmbänder nachhaltig beeinträchtigt sind. Zum »Programm« gehört auch der Druck auf die rechte Schläfe mit Kopfschmerzen und einem Balanceverlust zwischen der rechten und linken Gehirnhälfte. Immer wieder wird dieselbe Stelle angepeilt und so wird der halbseitige Kopfschmerz zum ständigen Begleiter. Sogar der Gehörgang ist betroffen. Kürzlich verfehlte ein Schuss die gewohnte Stelle, traf stattdessen den Augenwinkel zwischen Braue und Lid und rief ein Hämatom über dem rechten Auge hervor.

Seit Portugal ist die »Kältewelle« dazugekommen. Die Prozedur beginnt an der linken Hand, manchmal auch an beiden Händen. Finger für Finger wird die Hand blutleer, gefühllos und taub, so als werde das Blut aus diesen Gliedmaßen herausgezogen und »zurückgestaut«. Die Kälte kriecht dann allmählich den Arm hoch und hinterlässt auch hier ein Bitzeln und ein Taubheitsgefühl, sodass die linke Hand, der linke Fuß und Teile des Armes schlecht durchblutet und ständig unterkühlt sind. Ich bin schon aufgewacht und konnte die linke Hand nicht mehr bewegen. Sie hing herunter wie ein kalter, weißer Fremdkörper!

Nicht regelmäßig, aber von Zeit zu Zeit, werden Bauch und Unterleib attackiert. Vor einigen Wochen traf ein Schlag meinen Oberbauch und rief stundenlange Magen- und Darmstörungen hervor. Es war, als drehe sich der Magen um. Ein bitterer Geschmack trat in den Mund und ich litt unter einem würgenden Brechreiz. Bei Attacken auf den Unterleib fährt ein mit Krämpfen verbundener brennender Schmerz blitzartig durch das Gewebe.

Im medizinischen Bereich haben wir uns daran gewöhnt, die einzelnen Symptome getrennt zu diagnostizieren und zu behandeln. Ich konsultiere also Orthopäden, Gynäkologen, Kardiologen oder Neurologen, um das Ausmaß der gesundheitlichen Schädigung einzuschätzen, das die jahrelange Strahlenfolter angerichtet hat. Das einzelne Symptom kann – isoliert genommen – Teil irgendeines bekannten Krankheitsbildes sein. Ich selbst habe beispielsweise nach dem Infarkt einen dauerhaften Herzschaden davongetragen, eine Hypokinese der Herzspitze und einen grenzwertig erweiterten Vorhof. Seitdem leide ich unter Angina Pectoris und darüber hinaus an fortgeschrittener Polyarthrose, an einer extremen Fehlstellung des linken Fußes mit Deformation der Zehen, an häufigen, fast schon chronischen Halsentzündungen und Husten, an Magen- und Darmstörungen und an einem kürzlich erst operierten Unterleibstumor. Eine stattliche Liste, die aber erst in Verbindung mit den beschriebenen Anschlägen von außen als gezieltes Folterprogramm und als bösartiger, hinterhältiger Anschlag auf mein Leben erkennbar wird! Anders ausgedrückt: Bei dem regelmäßigen Einsatz von HPM-Waffen sterben die Opfer an Herzinfarkten, Schlaganfällen oder Tumoren, sie leiden an Gefäßveränderungen, undefinierbaren Entzündungen, Magengeschwüren und galoppierendem Gelenkverschleiß – und niemand ahnt, dass diese Erkrankungen bewusst herbeigeführt und gezielt geplant werden. Niemand vermutet dahinter einen gewalttätigen Mordanschlag. Auch der Täter selbst bleibt gesichtslos und anonym. Verstehen Sie jetzt, warum diese Waffen für Verbrecher so außerordentlich attraktiv sind?

Kapitel 5: Grundrechte – mit Füßen getreten

Am liebsten würde man schweigen über diese zutiefst demütigenden Erfahrungen! Psychisch rufen diese bedrohlichen Attacken ein Gefühl ohnmächtiger Wut und Verbitterung hervor. Der oder die Betroffene weiß: Der eigene Körper wird im Schlaf zynisch misshandelt und gequält, und das nicht nur ein Mal, sondern fortgesetzt und dauerhaft. Es gibt keine Intimität mehr, kein Privatleben, keine Nische, in die man sich zurückzieht und entspannt. Die Verfolger finden jederzeit meinen Aufenthaltsort heraus, entziehen mir den Schlaf, verletzen ungestraft meinen Bauch, meine Kehle, mein Herz, meinen Kopf, meine Gelenke, zwingen mich in den Vorruhestand, verhöhnen mich und haben letztendlich Macht über mein Leben. Ich bin nicht mehr Herr über meine körperlichen Grundbedürfnisse nach Ruhe und Erholung, nicht mehr Herr über mein privates Heim und meinen Intimbereich. Das Grundrecht auf körperliche Unversehrtheit wird mir tagtäglich und allnächtlich ebenso entzogen wie das Recht auf Unverletzlichkeit der Wohnung, von der Menschenwürde ganz zu schweigen! Dass ich einen Herzschaden davongetragen habe, ist in den Augen anderer keine Körperverletzung, kein tätlicher Übergriff, dies gilt als mein eigenes Problem! Zu viel geraucht? Zu viel gesoffen? Zu viel gegessen? Zu faul und zu unsportlich?

Ich werde Sie nun, liebe Leserin, lieber Leser, mit einigen Tagebuchauszügen konfrontieren, in denen ich frühere »Experimente« beschreibe. Was würden Sie sagen, wenn Sie Nacht für Nacht mehrmals Schläge in den unteren Bereich des Hinterkopfs erhielten? Sie wissen doch – es handelt sich um den Hirnstamm, der Sinneseindrücke, Reflexe und automatische Bewegungsabläufe koordiniert, also den Herzschlag, die Atmung, den Stoffwechsel. Oberhalb des Hirnstammes befindet sich das Zwischenhirn, das Schlafen und Wachen, Schmerzempfinden und Körpertemperatur steuert. Spätere Angriffe richteten sich nicht mehr auf den Hirnstamm, sondern auf die rechte Schläfe.

Ich glaube nicht, dass diese Zielscheiben willkürlich ausgesucht werden; dazu ist die Folter zu systematisch aufgebaut. Offensichtlich kann man den Schläfenlappen dem Hörzentrum zuordnen und will mich hier und in den Bereichen Lernen, Gedächtnis und Gefühle verletzen. Hier die Auszüge:

»Sie zielen auf den Hinterkopf und zwar auf die Kuhle in der Mitte des unteren Schädelrands. Der Schlag fährt blitzartig durch die Wirbelsäule bis in die Beine. Danach: schwere Kopfschmerzen, Krämpfe in den Füßen, verkrümmte Zehen.«

»Im Schlaf muss ich mich wohl zur Seite gedreht haben, denn als ich aufwachte, wurde mein Hinterkopf massiv beschossen. Der Schweiß lief herunter, die Ohren dröhnten, die Halsschlagader raste. Als ich mich auf den Rücken rollte, den Hinterkopf mit einem Kissen abstützte und den Abschirmstoff in doppelter Lage über das Gesicht zog, hörte es allmählich auf.«

»Um mich vor den Schüssen in den Hinterkopf zu schützen, versuche ich jetzt, in Rückenlage zu schlafen. Nun aber nehmen die Täter den Hals ins Visier. Im Halbschlaf spüre ich ein Kratzen im Hals; das ist so, als bewege sich eine heiße Nadel im Rachen sehr schnell hin und her. Ich bekomme einen Hustenanfall und Schluckbeschwerden und renne zum Spiegel. Der gesamte Rachenraum ist angeschwollen und entzündet. Am nächsten Morgen ist die Stimme verändert und die Halsentzündung geht im Laufe des Nachmittags zurück.«

»Ich habe noch immer nicht kapiert, dass es lebensgefährlich ist, einfach so einzuschlafen. Gestern Abend bin ich übermüdet auf der Couch eingeschlafen und erwachte durch einen mächtigen Schlag auf den Kopf. Das Gesicht und die Ohren waren krebsrot, ein stechender Schmerz über der rechten Schläfe, ein Kribbeln in der rechten Hirnhälfte. Ich hatte das Gefühl, die rechte Kopfseite sei riesig. Das hält auch heute noch an und ich fühle im rechten Gehörgang und beim Schlucken einen bohrenden Schmerz.«

Ich habe sehr viele Abschirmvliese getestet und erprobe auch Bleigummiplatten, die in der Medizin zum Schutz gegen Röntgenstrahlung eingesetzt werden. Tatsächlich bewahrheitete sich der lapidare Satz der

»Schutzkommission beim Bundesminister des Innern«: »Ein Schutz gegen HPM existiert generell noch nicht.« (5) Alle Schutzmaßnahmen wurden nach einiger Zeit durchbrochen. Einige der verwendeten Stoffe sind verkohlt und weisen Brandspuren auf, obwohl ich immer auf die vorgeschriebene Erdung des Abschirmsystems bedacht war. Neben dem Kopf war und ist das Herz Angriffsziel Nummer eins:

»Ich wachte nachts auf, als ich einen Eulenruf und Geräusche im Hof hörte, schlief aber dann weiter. Gegen vier Uhr kam der Herzschuss: Krämpfe und ein stechender Schmerz in der Herzgegend. Ich fiel buchstäblich aus allen Wolken …«

»Ich erwachte durch Schmerzen im Herzen (trotz des Bleigummis!) und sah auf meiner Brust ein grelles Licht, etwa so groß wie ein Ei.«

»Ich wurde um fünf Uhr wach und hörte ein Pochen, ein Klopfen um mich herum. Das war nicht mein Pulsschlag, das kam von außen. Ich sprang auf und konnte gerade noch dem Angriff auf mein Herz entkommen.«

»Man wird nachts wach mit rasendem Puls und unerträglichen Hitzegefühlen. Man erhält Schläge, die Schüssen oder Elektroschocks ähneln, und verspürt einen lähmenden Herzkrampf, der noch tagelang anhält. Ich habe mir angewöhnt, im Schlaf die Arme über der Brust zu verschränken und den Herzbereich mit einer Bleigummiplatte zu schützen. Ich spüre im Halbschlaf, wie meine Arme langsam taub werden, und fühle die aggressiven Versuche, unter die Gummischicht zu dringen.«

Mit welch gefährlicher Vehemenz die Schüsse oder Schläge auf Herz und Kopf erfolgten, verstand ich erst, als ich die folgende Situation in Bad Nauheim erlebte: Ich hatte einen Korbstuhl gut ausgepolstert und wollte die Nacht im Kellervorraum wachen, um die Eingangstür besser beobachten zu können. Damals hatte ich den Verdacht, dass sich die Täter dem Haus nähern und nicht nur von der Straße aus operieren. Ich war nicht sicher, ob ich es schaffe, die gesamte Nacht wach zu bleiben, deshalb schützte ich prophylaktisch Brust und Bauch mit Bleigummi. Was ich vermeiden wollte, trat ein: Ich war übermüdet und schlief ein. Als der Angriff auf das Herz losging, rutschte der Korbsessel, in dem ich saß, ohne mein Zutun bis an die Wand – so stark war der Aufprall des Schlages!

Sehr beunruhigend sind stets auch Attacken auf Bauch und Unterleib:

»Alle Angriffe führen zu schweren Magenproblemen – ein würgendes Gefühl, ein bitterer Geschmack tritt in den Mund, der Bauch rumort. Mich traf auch schon ein blitzartiger Schmerz in den Unterleib. Vorher sah ich noch eine Lichtscheibe von etwa zehn Zentimeter Durchmesser auf der Bettdecke, dann fuhr eine fürchterliche Schmerzspur durch meinen unteren Bauch.«

»Was danach folgte, war schrecklich. Etwas Hartes schien nach meinem Magen und meinem Unterleib zu greifen, quetschte die inneren Organe zusammen. Eine bittere Flüssigkeit trat in meinen Mund, und als ich sie hinunterschlucken wollte, versagte die Peristaltik. Ich würgte und hustete und habe jetzt noch Bauchschmerzen und ein Druckgefühl im Unterleib.«

Kapitel 6: Psychoterror und Gas

Ich lebte noch in Bad Nauheim, in einer winzigen Eigentumswohnung am Waldrand. Bad und Küche mit Dachfenstern hatten keine Außenwände, sondern lagen im Innenbereich. Die Wohneinheit war einstöckig und mit einem Flachdach ausgestattet, das leicht zu besteigen war. Als der nächtliche Terror auch hier fortgesetzt wurde, ließ ich Rollläden und Türen erneuern und verlagerte in meiner Not den Schlafplatz ins Badezimmer. Schon nach wenigen Tagen, nachdem nachts Hämmern, Metallgeräusche und Schritte auf dem Flachdach zu hören waren, erfolgten die Angriffe über den Lichthof, der sich zum Dach hin öffnete. Von dort drangen mittelalterliche Choräle und Musik, die Anfeuerungsrufe kehliger, rauer Männerstimmen wie auf einem Fußballplatz – alles nicht sehr laut und verzerrt wie auf einem alten Grammofon. Man trieb auch optische Spielchen mit Licht: Einmal hing ein roter Feuerball unter dem Fenster oder mein Laptop und die Musikanlage verbreiteten kreisförmige Lichteffekte im Zimmer. Es konnte auch sein, dass eine außerhalb liegende Lichtquelle, beispielsweise eine Straßenlaterne, verstärkt und ins Zimmer geleitet wurde. Das war der »psychologische« Teil der Folter. Man merkte deutlich, dass es den Typen Spaß machte, sich zu produzieren und mit den »Spielchen« ihre technische Geschicklichkeit zu demonstrieren.

Dass einige Frequenzen auch zur »Bewusstseinskontrolle« eingesetzt werden können, macht sie in der Hand von Verbrechern umso gefährlicher. Man kann damit bestimmte Bewusstseinzustände hervorrufen und angeblich sogar Gedanken beeinflussen. Dass diese Manipulationsmöglichkeiten auf psychischer Ebene bei machtbesessenen Menschen Größenwahnfantasien und Omnipotenzdelirien wachrufen, liegt auf der Hand. Für kriminelle Zirkel muss dieser ungeheure Machtfaktor außerordentlich interessant sein! Man hat bestimmte Frequenzen wohl auch schon zur politischen Manipulation eingesetzt: Nach Tim Rifat, einem bekannten englischen Wissenschaftler und Journalisten, wurden während der Regierungszeit Thatcher Londoner Arbeiterviertel durch den Einsatz von dämpfender Frequenzstrahlung

»ruhiggestellt«. Die Strahlen sollten eine depressive, inaktive Gemütslage hervorrufen, um sozialen Revolten vorzubeugen. (6)

Ich weiß nicht, ob die negative, verzweifelte Stimmung, unter der ich besonders zu Beginn der Besendung litt, damit zu tun hatte. Eines ist aber klar: Ich konnte mir oft die tödliche Erschöpfung nicht erklären, die mich am Aufstehen hinderte, wenn ich im Bett lag und den Angriffen ausgeliefert war. Nicht nur, dass mich die Beine nicht mehr trugen und dass die Gelenke schmerzten und sich schwer wie Blei anfühlten! Es kam auch ein überwältigendes, lähmendes Müdigkeitsgefühl dazu, das mich fast bewegungsunfähig machte. Einmal wankte ich während eines Angriffs hoch, konnte aber meinen Kopf nicht mehr aufrecht halten – er sank immer wieder zurück –, und als ich mich an den nächsten Tisch schleppte, sackte er sofort schwer auf die Tischplatte. Das ist nach meiner Beobachtung nicht allein auf die Strahlung selbst zurückzuführen, sondern auch auf betäubende Gase, die zusätzlich in die Wohnung gepumpt werden.

Diesen Tatbestand entdeckte ich so: In einem Herzheilbad wie Bad Nauheim gibt es zahlreiche private Vermieter, die den Kurgästen Zimmer oder Wohnungen zur Verfügung stellen, und ich hatte für einige Tage eine solche Gelegenheit beim Schopf gepackt. Ein Ehepaar hatte mir eine eingerichtete Souterrainwohnung mit Diele und angrenzendem Badezimmer zur Verfügung gestellt, wo ich endlich einmal wieder ausschlafen wollte. Das kleine Fenster des Schlafzimmers öffnete sich zum Garten hin, vom Badfenster aus blickte man in den Hof. Spät am Abend, als sich meine Gastgeber schon längst in der obersten Etage zur Ruhe gelegt hatten, richtete ich mir im winzigen Vorraum ein Bodenlager ein, um von dort aus das Badfenster im Auge zu behalten. Gegen ein Uhr nachts hörte ich im Garten in der Nähe meines gekippten Zimmerfensters einen merkwürdigen Vogelschrei. Kein Zweifel, da versuchte ein Mann mit verstellter, hoher Stimme, einen Vogel zu imitieren. Ich erkannte die Stimme wieder – es war derselbe Mann, der des Öfteren nachts unser Haus umkreiste, seine Stimme verstellte, sodass sie wie eine Frauenstimme klingen sollte und johlende Hilferufe ausstieß, die mit einem Röcheln endeten. Es kam auch vor, dass er unkontrolliert losschrie oder orgasmusähnlich vor sich hinstöhnte. Auch das war Teil des Psychoterrors. Nun, wie er sich auch gurgelnd, schnaubend und luftholend abmühte, der krächzende Vogelruf war deutlich als Täuschung zu erkennen. Da näherten sich schnelle Schritte von der Straßenseite, und ich sah aus der Souterrainperspektive des Badfensters deutlich die Schuhe und die Füße eines Mannes, der durch den Hof eilte, begleitet vom rhythmischen Geschrei des »Vogels« auf der Gartenseite. Die Schritte machten vor meinem halb offenen Zimmerfenster halt, dann waren ein Pumpgeräusch und das Einströmen von Gas zu hören. Als diese »Arbeit« beendet war, antwortete eine andere fremde Stimme einmalig auf den Vogelruf, der johlende »Schmiersteher« verstummte und die Schritte entfernten sich wieder. Stille. Eine halbe Stunde später begannen die Angriffe mit Lichtstrahlen und Bombardements auf das leere Bett, die ich von dem Bodenlager im Vorraum aus deutlich beobachten konnte. Dann entdeckte das Duo, dass das Bett leer und unbenutzt war. Ich war dem Anschlag gerade noch entkommen und flüchtete ins Treppenhaus, wo ich den Rest der Nacht verbrachte. An Schlaf war ohnehin nicht mehr zu denken!

Kapitel 7: Reise nach Burgund

Nun hatte ich eine schöne Wohnung, konnte mich aber nicht darin aufhalten, noch nicht einmal dort schlafen! Ich experimentierte noch einige Zeit mit Schutzvliesen, Alufolie, Holz und Metallvorrichtungen, beauftragte auch eine Detektei mit der Beobachtung des Hauses, ließ eine Kamera aufs Dach montieren usw. Ich versuchte, mehrere Ruhepausen tagsüber einzulegen, aber das Mordkommando kam auch nachmittags oder am frühen Abend und verhinderte jeden Mittagsschlaf. Ich vermied sogar längere Arbeitsphasen am Schreibtisch, seit ich am Nachmittag von einem vorbeirasenden Auto aus einen Schuss in die Nieren erhalten hatte.

Was tun? Noch immer konnte ich dem Terror für einige Tage entkommen. Es gab ruhige Wochenenden in Köln, einen ungestörten Aufenthalt auf Kreta und einige Aufenthalte bei Freunden. Dann schlief ich dort wie ein Murmeltier, bewältigte die angestaute Arbeit und tankte Kraft. Es gibt keine lückenlose Überwachung, dachte ich mit tiefster Überzeugung. Was noch folgen würde, konnte ich damals nicht ahnen! Ich war viel zu optimistisch!

Es dauerte einige Zeit, bis ich bemerkte, dass mein Telefon abgehört wurde und dass mein Auto mit einem Sender versehen war, durch den die Verfolger jederzeit meinen Aufenthaltsort ermitteln konnten. Das musste ich leider während einer Reise nach Burgund feststellen! Ich fuhr mit dem Pkw in einen kleinen, gottverlassenen Ort, der noch nicht einmal auf Landkarten eingezeichnet war. Die Eigentümerin des großzügigen Anwesens war Katzenfreundin wie ich und wir verstanden uns auf Anhieb. Auf dem Weg dorthin verfuhr ich mich prompt und landete mit Verspätung in dem Landhaus, dessen Anbau ich alleine bewohnte. Die Gastgeberin pflegte sich abends frühzeitig zurückzuziehen, und als ich nach einigen ruhigen Nächten plötzlich hochschreckte und meinte, ein greller Lichtstrahl sei auf mich gerichtet, versuchte ich, mich mit beschwichtigenden Suggestionen selbst zu beruhigen. Sicherlich hatte ich nur geträumt! Ich dichtete die Fenster mit schwarzem Filz ab, hatte aber dennoch in der darauffolgenden

Nacht Probleme, wie gewohnt zu Bett zu gehen. Ich wollte mich nicht schlaflos herumwälzen! Also setzte ich mich ins Auto und fuhr in das nächste Dorf. Das Schauspiel, das sich zu dieser späten Stunde bot, war faszinierend: Ein zuckendes Wetterleuchten schrieb bunte, rätselhafte Zeichen an den Horizont und erhellte sekundenlang den schwarzblauen Nachthimmel. Ich stieg aus und betrachtete hingerissen, ans Auto gelehnt, das grandiose Naturgeschehen. Hier war die Lösung! Ich hatte die hell zuckenden Blitze eines Wetterleuchtens für elektromagnetische Angriffe gehalten! Beruhigt setzte ich mich danach wieder ans Steuer und erreichte rechtschaffen müde mein Heim.

In dieser Nacht wollte ich einfach nicht wahrhaben, dass sich der beharrliche Lichtstrahl ausschließlich auf mein Bett richtete, dass er den schwarzen Filz durchdrang, dass morgens gegen sechs Uhr drei Faustschläge an der Tür zu hören waren … Lieber wollte ich an meiner Wahrnehmung, meinem Verstand zweifeln, als den Gedanken zulassen, dass ein Mensch mein Auto verfolgt bis in ein verlorenes Kaff in Burgund, um dort nachts meinen Schlafplatz anzupeilen! Warum sollte er das tun? Sicherlich hatte ich mich getäuscht! Ein böser Traum hatte mich heimgesucht!

Eine tiefe Verunsicherung nagte in mir; ich misstraute mir selbst, denn es gab keine logische Erklärung für diese merkwürdigen Vorgänge. Hatte es ein Psychopath oder Stalker auf mich abgesehen? Selbstzweifel und Grübeleien zermürbten mich bei Tage, Schlaflosigkeit und Ängste quälten mich des Nachts, wobei mich die Vorstellung, ein Geistesgestörter treibe sein Unwesen, ebenso aufwühlte wie der Gedanke, dass ich selbst an einer Wahrnehmungsstörung leiden könnte …

In mir keimte ein elementares Bedürfnis nach Klarheit, nach Eindeutigkeit, nach Beweisführung auf und nach meiner Rückkehr erlaubte ich mir einige Experimente. Ich übernachtete in Hotels und Pensionen, wobei ich manchmal telefonisch ein Zimmer reservierte, manchmal nicht. Ich nahm den Zug oder das Auto, um nach Frankfurt zu fahren, und unternahm Bus- und Straßenbahnfahrten quer durch die Stadt, wobei sich treffsicher zeigte, dass meine Verfolger stets herausfanden, wo ich meinen Corsa abgestellt hatte, und offensichtlich auch über meine Telefonate informiert waren, d. h. also: Wenn ich telefonisch ein Zimmer in einem Hotel reservierte, waren sie da. Wenn ich mit meinem Auto in eine Pension fuhr, waren sie ebenfalls da. Wenn ich Irrfahrten mit Zug, Bus, Taxi oder Straßenbahn unternahm und ohne telefonische Reservierung zu später Stunde ein Hotelzimmer bezog, hatte ich Ruhe. Auto und Telefon waren zu Überwachungsinstrumenten geworden – dies war das erste Ergebnis meiner Recherche, und dieses Ergebnis zeigte, dass hier Menschen am Werk waren, es waren keine spinnerten Fantastereien meinerseits und es waren auch keine »Geister«!

Dazu gibt es einen lustigen Zwischenfall! Freunde empfahlen mir für die Weihnachtsferien eine kleine Familienpension in Südtirol, einsam auf einem Berg gelegen und mit einem großzügigen Panoramablick nach allen Seiten, sodass sich niemand ungesehen dem Hause nähern könne. Sie rieten mir, den Hausherrn über mein Problem zu informieren, denn die Leute seien sehr offen und hilfsbereit. Mit Bedacht reservierte ich das Zimmer schriftlich und bereitete mit viel Diskretion die Reise vor. Ich hatte allerdings nicht mit dem Entgegenkommen und der Gastfreundschaft des Pensionsbesitzers gerechnet! Er rief mich abends an und erbot sich, mich am Bahnhof in Bozen abzuholen. Ich teilte ihm meine Ankunftszeit mit, musste aber davon ausgehen, dass die Typen dieses Gespräch ebenfalls mitgehört hatten. Nun, es kam anders als geplant! In den folgenden Tagen gab es so heftige Schneefälle in diesem Tal, das mein Reiseziel war, dass ich fürchtete, wegen der Wetterverhältnisse dort länger festgenagelt zu sein. Kurz entschlossen änderte ich meine Pläne und stieg in den Zug nach Freiburg. Unterwegs verständigte ich den freundlichen Gastwirt per Fernsprecher. Niemand war mir gefolgt, als ich – mit meinem Koffer ausgerüstet – die Wohnung verlassen hatte. In den folgenden Wochen verlebte ich in Freiburg die ruhigsten Winterferien und den glücklichsten Jahreswechsel meines Lebens! Schmunzelnd stellte ich mir vor, wie meine Verfolger im verschneiten Bozen frierend auf meine Ankunft warteten, und dieses Bild amüsierte mich köstlich! Noch heute ist der verschneite Freiburger Bahnhof mit seinem sterilen Intercity-Hotel für mich einer der schönsten Orte in Deutschland. Nach dieser Testserie war geklärt, wie die Verfolgungsjagd ablief, und ich benutzte Telefon oder Auto nur noch als Köder, um die Mörderbande auf eine falsche Fährte zu locken.

Kapitel 8: Flucht in Hotels

In meiner gemütlich eingerichteten Wohnung in Bad Nauheim konnte man nicht mehr übernachten. Ich hatte alle Möglichkeiten ausgeschöpft und mir sogar im Hobbyraum eine Schlafstelle eingerichtet – alles umsonst. In der Anfangsphase konnte man deutlich hören, dass die Anschläge vom Dach aus durchgeführt wurden. Einmal vernahm ich deutlich, wie der Typ den Countdown zählte, bevor er losfeuern wollte. Bei fünf schreckte ich hoch und stand auf. Jetzt trampelten die Mörder nicht mehr auf dem Flachdach herum, sondern hatten dort anscheinend einen Mechanismus installiert, der durch vorbeifahrende Autos in Gang gesetzt werden konnte. Leider erbrachte die Installation einer verdeckten Kamera durch einen Detektiv kein vorzeigbares Ergebnis. Wie üblich wurden meine Briefe an die Polizei einfach nicht beantwortet – die Ordnungskräfte waren nicht ansprechbar.

Ich wollte meinen Beruf als Lehrerin auch weiterhin ausüben, dazu musste ich fit bleiben und von Zeit zu Zeit ausschlafen. Was tun? Ich besuchte ein Fitnessstudio, unternahm Wochenendtouren plus einkalkulierter Irr- und Verwirrfahrt mit dem Zug und übernachtete in Hotels. Das lief mehrere Wochen lang wunderbar! Im Unterricht war ich ausgeschlafen und geistig wach, wenn ich von meinen Kurzausflügen gestärkt zurückkam. Offensichtlich kann man doch »auf Vorrat« schlafen! In einigen Hotels war ich mit der Zeit bekannt und erhielt Vergünstigungen.

Der Wendepunkt trat mit einer Übernachtung in Düsseldorf ein: Ich übernachtete in einem bescheidenen, sehr hellhörigen Hotel, ging aber abends noch unbesorgt zum Essen auf die Königsallee und kehrte gegen Mitternacht zurück. Bei den dünnen Pappwänden war auf der rechten Seite das leise Murmeln eines Pärchens zu vernehmen, links installierte sich nach Mitternacht ein Störenfried, der zweifellos nicht zum Schlafen in das Hotel gekommen war: metallisches Geklapper, Schaltgeräusche, Transport schwerer Gegenstände. Links lag auch das Bad, und zwischen der Mauer, die das Bad abtrennte, und der Eingangstür befand sich noch eine kleine Nische, die eigentlich zur Kofferaufbewahrung gedacht war. Dort krümmte ich mich zusammen, schnüffelte genüsslich an einer Aura-Soma-Essenz, um nichts anderes einzuatmen, und beobachtete die Szenerie. Die ersten Erkundungsstrahlen kamen – deutlich sichtbar – von der linken Seite durch das Fenster und tasteten langsam und vorsichtig das leere Bett ab.

Nach diesem Vorfall wusste ich, was nun folgen würde. Jetzt genügten technische Überwachungsmittel nicht mehr. Man setzte auch gezielt Personen ein, die mich verfolgten und die sich in demselben Hotel einquartierten. Leider gelang es mir nicht, diese Typen zu identifizieren. Wenn ich an der Nachbartür klopfte, öffnete selbstverständlich niemand. Morgens konnte ich nicht warten, bis der Bewohner das Zimmer verließ, denn ich war selbst noch berufstätig und musste die Pension schnell verlassen. Das Einzige, was mir einfiel, waren ausgedehnte Streifzüge kreuz und quer durch die Stadt, bevor ich ein Hotelzimmer bezog. Ich verbarg mich schnell hinter einer Litfaßsäule, verschwand nach einer Kurve blitzartig in einer Telefonzelle, drehte mich unverhofft um und ging in die entgegengesetzte Richtung, betrachtete eingehend Schaufenster, verschwand in Hinterhöfen und Toreinfahrten oder lungerte einfach nur eine Zeit lang herum. So war es nicht schwer, die Personen zu erkennen, die mir folgten. Ich erkannte sie, in ihre Edelparka gehüllt, immer als Duo, mit teuren Turnschuhen und hochwertigen Jeans, die Wollmützen oder Schirmkappen tief ins Gesicht gezogen, ein fettes Lachen auf den Lippen – insgesamt gaben sie ausnahmslos ein gutbürgerliches, sportlich durchtrainiertes Erscheinungsbild ab! Das waren keine armen Schlucker, die auf den nächsten Joint warteten! Wenn ich abends meinen Rucksack schulterte, klügelte ich zugleich die nächste Falle aus, die ich den Typen stellen wollte.

Plötzlich bemerkte ich mit Erleichterung, dass mir niemand mehr folgte. Hatten die Kerle die Verfolgungsjagd endlich aufgegeben? War ihr Einsatz zu aufwendig geworden? Wieder frohlockte ich viel zu früh. Ich genehmigte mir ein Erholungswochenende und checkte in einem Hotel ein. Kurze Zeit später rumorte der Störenfried im Nachbarzimmer und führte seine Installationsarbeiten durch. Meine Hoffnung auf Nachtruhe konnte ich vergessen! Wie hatte der Typ meine Übernachtungsadresse herausgefunden? Ich war ganz sicher, dass mir niemand gefolgt war. Ich erwog die verschiedenen Möglichkeiten, fand des Rätsels Lösung aber erst nach Rücksprache mit einem Detektiv: Es ist möglich, über das Check-in der Hotels die Namen der Übernachtungsgäste in Erfahrung zu bringen. Es sei nicht leicht, meinte mein Berater, aber es sei insbesondere bei großen Hotelketten kein Problem. Er hatte recht. Denn als ich begann, mich unter fremden Namen einzuschreiben, hatte ich mir erneut eine ruhige Nacht erkämpft. Also: eine ausgedehnte Irrfahrt durch die Stadt, manchmal auch in einer fremden Stadt, sodass mir keiner folgen konnte, ein falscher Name an der Rezeption. Das war die neue Formel, die Erfolg versprach! Auch wenn diese Bande den Anschein erwecken wollte, allmächtig, allwissend und allgegenwärtig zu sein – ihre Möglichkeiten waren begrenzt! Aber sie waren verschlagen, hinterlistig, verklemmt und bösartig – und sie verfügten über einige technische Möglichkeiten.

Kapitel 9: Wohnung in Frankfurt

Ich musste Geld sparen! Die Hotelübernachtungen hatten ein kräftiges Loch in meine Reserven gerissen, obwohl ich immer wieder bemüht war, Sondertarife auszuhandeln. Für dieses Geld könnte ich mir sogar eine kleine Zweitwohnung leisten, so kalkulierte ich, und mietete im Frankfurter Bankenviertel unweit des Hauptbahnhofs eine Dachwohnung im fünften Stock an. Inmitten all der Hochhäuser war mein neues Heim ein Refugium! Ich durchquerte die Ansammlung von Klötzen aus Beton und Stahl im Bankenviertel, ging an einem gepflegten italienischen Restaurant vorbei und tauchte ein in die unverhoffte Stille dieser friedlichen Wohnstraße, die sehr zu Recht den Namen der mutigen Bettina von Arnim trug. Die zwei Glockentürme der evangelischen und der katholischen Kirche in meinem Viertel konnten mit den himmelstürmenden, adrett verzierten Türmen der Geldinstitute kaum wetteifern, aber ihr gleichmäßiger, verlässlicher Glockenschlag brachte ein Stückchen anheimelnde Stabilität in den chaotischen Wildwuchs der Großstadt.

Ursprünglich hatte ich diese Wohnung in der Hoffnung angemietet, mir ein Ausweichquartier zu schaffen, das meinen Verfolgern möglichst lange unbekannt bleiben sollte. Auch dies war eine Illusion. Man heftete sich an meine Fersen, wenn ich abends das Haus verließ. Ein schmächtiger Kahlkopf, kaum größer als ich, wartete am Bad Nauheimer Bahnhof, ganz versunken in sein Handy, und ich begegnete ihm nachts wieder in der verlassenen Bettinastraße. Für ihn kam diese Begegnung überraschend, denn ich hatte einen anderen Weg als sonst gewählt. Obwohl er krampfhaft versuchte, mit der NY-Schildkappe sein Gesicht zu verbergen, erkannte ich ihn wieder, an seiner Größe, an seiner Kleidung, an seinem Gang, an seinen kleinen Füßen mit ihrer trippelnden Art der Vorwärtsbewegung. Ich traf auch immer wieder auf den hochgewachsenen, kräftigen Kerl mit Stiftenkopf, Edelparka und Camelschuhen, der stets vorgab, am Bahnhof in Frankfurt auf den einfahrenden Zug zu warten, sich aber urplötzlich direkt hinter mir befand, obwohl ich als Erste aus dem Zug gestiegen war. Er hatte also auf mich gewartet! Von da an sah ich ihn des Öfteren in Begleitung eines kleineren Südländers, und es war offensichtlich, dass sich die beiden an meine Fersen geheftet hatten.

In der Bettinastraße erfolgten die Angriffe vom Schulhof des Goethegymnasiums aus, auf den ich von meinem Fenster aus blicken konnte. Von dort aus war es kein Problem, den fünften Stock eines angrenzenden Wohnhauses zu erreichen. Damals versuchte ich erneut, die Fenster mit Abschirmvliesen zu sichern – dass dies nicht ausreichte, weil man von unten durch Decke bzw. Boden schießen konnte, war mir zu diesem Zeitpunkt noch nicht klar. Erst allmählich begann ich, Bücher über Hochfrequenzstrahlung zu lesen, und es dämmerte mir, dass diese Attacken nicht auf das Konto eines isolierten Psychopathen gingen. Es handelte sich um gezielte, strategisch geplante Anschläge eines kriminellen Netzwerkes.

Das irre Getue, wie die Tierstimmenimitationen, die Orgasmusschreie, die Sprechchöre und die verzerrten Choräle, war nur Teil der Tarnung und sollte mich, das Opfer, erschrecken und allmählich dazu bringen, an meiner eigenen Wahrnehmungsfähigkeit, an meinem eigenen Verstand zu zweifeln oder gar an übersinnliche Phänomene zu glauben. Die Typen, die ich bis jetzt beobachtet hatte, waren – dem äußeren Erscheinungsbild nach – wohlhabend und gut situiert, es waren Verbrecher mit Geld, Zeit und »weißem Kragen«, die sich die Nächte um die Ohren schlugen, um ein brutales Terror- und Folterprogramm zu erproben.

Kapitel 10: Nächtliche Zugfahrten

Nach einem knappen Jahr musste ich mir eingestehen, dass ich durch die Frankfurter Wohnung wenig gewonnen hatte. Jetzt terrorisierten mich die Kerle dort in Frankfurt, nicht mehr in Bad Nauheim! Dennoch bedauerte ich es, als ich die Wohnung kündigte, denn nachdem ich meine anfänglichen Ängste vor dem berühmt-berüchtigten Bahnhofsviertel überwunden hatte, fühlte ich mich dort sehr schnell heimisch.

Frankfurt hat viele angenehme Seiten, die oft nicht bekannt werden. Die Stadt wird als hässliches, unbewohnbares Geldzentrum dargestellt – ein negatives Image, das keineswegs der Realität entspricht! Ich hatte von den Obdachlosen am Frankfurter Hauptbahnhof viel gelernt! Nie werde ich den kleinen Mann vergessen, der in der warmen Schalterhalle im Stehen schlief! Er hatte den breitkrempigen Hut tief ins Gesicht gezogen und stand da, leicht schwankend, mit dem Rücken an die Wand gelehnt. Gleichzeitig stützte er beide Hände auf einen soliden Stock, um einen Sturz nach vorne zu verhindern. Wenn sich ein Obdachloser in den Warteraum setzte, näherte sich unausweichlich einer der »Ordnungshüter«. Das galt nicht nur für Frankfurt, sondern auch für andere Großstädte. Einmal sah ich einen fetten, schmerbäuchigen Uniformträger, der sich am Eingang genüsslich und demonstrativ weiße Handschuhe über die Speckfinger zog. Dann ging er gemessenen Schrittes – in vollem Bewusstsein seiner hohen Amtsbefugnisse – in den Raum, packte den unterernährten Obdachlosen am Kragen, schüttelte ihn durch wie ein Lumpenbündel und stieß ihn mit verächtlicher Miene hinaus in die Kälte. Szenen dieser Art prägen sich ein! Dass sich viele Wohnsitzlose nicht in die angebotenen Notunterkünfte wagen, erfuhr ich nachts auf der Straße, auf Bänken oder in Wartehallen. Manchmal erhielt ich auch überraschenderweise und schlagartig Einblick in die Lebensgeschichte dieser Menschen, und meist versöhnte mich das, was ich hörte, wieder mit meinem Schicksal. Im Vergleich zu anderen war ich immer noch privilegiert!

Ich musste eine neue Lösung finden, also kaufte ich mir die ein Jahr lang gültige Bahncard 100, mit der ich in fast jeden Zug einsteigen konnte, auch in die Nachtzüge. Für einen Aufschlag von zehn Euro konnte ich den Liegesessel in der City Night Line benutzen, meist bevorzugte ich jedoch das Großraumabteil eines ICE. Zu Beginn war es etwas gewöhnungsbedürftig, aber nach einer Weile schlief ich im Zug ausgezeichnet. Ich fuhr nach Stuttgart und wieder zurück. Ich fuhr nach Göttingen und wieder zurück. Ich fuhr nach Köln und wieder zurück. Morgens war ich pünktlich an meinem Arbeitsplatz. Das erforderte einiges Kalkül und manchmal durchkreuzte eine Verspätungsmeldung meine Pläne, aber insgesamt waren die wenigen Stunden Tiefschlaf im Zug erholsamer als die entsetzlichen Nächte in meiner Bad Nauheimer Wohnung. Einmal war mein Schlummer so tief, dass ich den Stuttgarter Bahnhof verschlief und in Ulm landete. Am Wochenende fuhr ich in mein geliebtes Freiburg, frühstückte dort am Bahnhof und bummelte durch die erwachende Stadt. So lernte ich auch Weimar, Bremen, München, Flensburg und Berlin kennen, und diese Entdeckungsfahrten bedeuteten mir mehr als nur Flucht – sie bescherten mir ein Stück Freiheit und Selbstbestimmung, einen Happen Lust und Genuss, einen Ausblick auf »die große, weite Welt« in einer Situation, in der man mich in Hilflosigkeit und Ausweglosigkeit treiben wollte. Ich war kein in die Enge getriebenes Tier, das passiv die Folterqualen erduldete!

Die besten Momente unterwegs erlebte ich während der Fußballweltmeisterschaft! Die Züge waren voll von originellen, kauzigen Menschen in ausdrucksvollen, skurrilen Kostümen, das Zugpersonal war zuvorkommend und herzlich, und mitten in der Nacht wurden die herrlichsten Leckerbissen angeboten. Der unpersönliche Charakter der Bahnhöfe hatte sich plötzlich verändert – hier bot sich ein buntes, außergewöhnliches Kaleidoskop von Möglichkeiten, Erfahrungen, Gesprächsforen, die ich nicht verschlafen wollte. Obwohl ich von Fußball keine Ahnung habe und mich auch nicht im Geringsten dafür interessiere, zog ich in Köln einer fahneschwingenden Amazone hinterher und brüllte mit den anderen: »Berlin, Berlin, wir fahren nach Berlin!«, ohne damals zu ahnen, wie schnell ich tatsächlich in der Hauptstadt landen würde. In unauslöschlicher Erinnerung wird mir auch eine Nacht in Hannover bleiben, wo der Boden des Bahnhofs buchstäblich von riesigen Sombreros bedeckt war. Die Mexikaner hatten dort ihr Domizil aufgeschlagen und wärmten sich gegenseitig, denn sie froren erbärmlich in ihren dünnen T-Shirts. Gleichzeitig verbreiteten die vielen schönen Menschen eine heitere Ausgelassenheit und eine Herzlichkeit, die diese spröde Stadt so sicherlich noch nie erlebt hatte. Schade, dass es mir nicht gelang, mein Problem zu vergessen und mitzufeiern!

Da ich ständig andere Zuglinien aussuchte und verschiedene Ziele anpeilte, erschien es mir unwahrscheinlich, dass man mich bei Zugfahrten verfolgte. Es passierte dennoch, und das, was ich jetzt berichte, ist schier unglaublich! Ich hatte den Zug nach Münster via Dortmund genommen und kam dort nach null Uhr an. Am Bahnhof herrschte auch zu später Stunde noch ein reges, studentisch geprägtes Treiben in den Kneipen und um die Bushaltestellen. Die letzten Busse verkehrten kurz vor ein Uhr, und so fiel ich nicht sonderlich auf, als ich mit anderen Passanten auf den letzten Zug zurück nach Frankfurt wartete. Als ich das Großabteil betrat, hatten es sich die Reisenden schon zum größten Teil bequem gemacht und schliefen. Auch ich suchte mir einen Zweiersitz und legte den Kopf auf meinen Rucksack. Es war schon gegen Morgen, als plötzlich ein elektrischer Schlag meinen Körper schmerzhaft durchzuckte. Ich fuhr hoch. Hinter mir saß ein Mann, der mehrere Handys und einen Laptop betätigte. Er hatte die Gerätschaften um sich herum auf den Sitzen verteilt und eines der Teile, viel größer als ein Handy, unter meinen Sitz geschoben. Ich wechselte auf die gegenüberliegende Sitzreihe und fasste diesen Mann scharf ins Auge. Ich kannte ihn! Inzwischen hatte er die einzelnen Teile mit lässigem Schwung in eine Computertasche geworfen, ein Handy ausgenommen, in das er nun förmlich hineinkroch, um sich vor meinen Blicken zu schützen. Ich hörte nicht auf, ihn anzustarren. Er war kaum größer als ich, ein schmales, nicht unhübsches, aber völlig ausdrucksloses, blasiert-gleichgültiges Gesicht, zurückgekämmte braune Haare, etwa dreißig Jahre alt – eine Erscheinung, die so wenig individuelle Besonderheiten aufwies, dass man sie normalerweise schnell wieder vergisst. Ich kannte diesen Mann, diesen Prototyp fleischgewordener Banalität, diesen Abklatsch an Durchschnittlichkeit, aber woher? Wo hatte ich ihn schon einmal gesehen? Noch immer betrachtete ich ihn von oben nach unten, weidete mich zwischendurch an seiner Verlegenheit und suchte weiter nach Erkennungsmerkmalen. Und plötzlich erinnerte ich mich! Die Situation tauchte plötzlich wieder vor meinen Augen auf!

Es war schon einige Monate her, da fuhr ich von Mannheim nach Heidelberg mit der Straßenbahn, und ich bemerkte, dass er, ja er, der da saß, mir folgte. Mitten in der Nacht kam ich am Heidelberger Bahnhof an und stellte mit Schrecken fest, dass ich einen Fehler gemacht hatte – es fuhr kein Zug mehr, erst wieder morgens gegen vier. Ich musste also die Nacht in der zugigen, eiskalten Halle verbringen! Der gesamte Bahnhof war verlassen, und so kostete es einige Überwindung, den langen, dunklen Gang zu durchqueren, der zur Bahnhofsmission führte. Konnte ich dort übernachten? Da sah ich ihn in eine Ecke gequetscht, sich versteckend und in größter Verlegenheit, weil ich ihn in seiner Nische entdeckt hatte! Ich verzichtete auf das Nachtasyl – es wäre sicher kein ruhiger Schlaf geworden! – und verbrachte die lange Wartezeit teils in der Halle, teils auf dem Bahnsteig. Endlich fuhr der Zug ein. Noch einmal ein letzter Blick zurück auf die Plattform. War ich wirklich der einzige Fahrgast, der bei dieser Eiseskälte in Heidelberg zustieg? Nein! Unter einer Säule, hinter den Trolleys, kroch ein Mann, nein, was sage ich, ein verfrorenes Männlein hervor und bestieg den Zug. Er war es, er, der mir jetzt wieder gegenübersaß! Sollte ich mich irren? Der letzte Zweifel wurde beseitigt, als er aufstand und seinen zerknitterten schwarzen Leinenanzug zu glätten suchte, bevor er zur Toilette ging. Er trug die spitzesten Schuhe, die ich jemals gesehen habe! Sie bogen sich vorne nach oben wie bei Till Eulenspiegel und auch diese modische Extravaganz war mir früher schon an meinem Verfolger aufgefallen – ich konnte es in meinen Tagebüchern nachlesen und fand sogar eine Zeichnung, mit der ich seine ausdruckslosen Gesichtszüge festgehalten hatte!

Es gab noch zwei weitere Anschläge in Zügen, einen davon in der City Night Line. Ich erwachte aus dem Schlaf durch ein metallisches

Geräusch hinter mir und durch einen stechenden Schmerz im Herzbereich. Ich drehte mich um und sah im Halbdunkeln eine wogende, gesichtslose Ledermasse – jemand hatte sich offenbar mit einem riesigen Ledermantel zugedeckt. Wieso klirrte es aber bei jeder Bewegung? Was verbarg der Mann unter der schwarzen Hülle? Ich döste weiter. Noch einmal ein zweiter Versuch, aber er kam nicht bis an mein Herz heran. Der Angriff fühlte sich an wie ein verstohlenes Kratzen auf der Brust, verblieb aber auf der Ebene der Haut. Merkwürdigerweise schlief ich trotz dieses Schreckmomentes wieder ein, und als ich erneut zurückblickte, war der Reisende verschwunden. Er konnte nicht ausgestiegen sein, denn auf diesem Streckenabschnitt hielt der Zug nicht.

Die dritte Attacke erfolgte in einem Großraumabteil des Nachtzugs nach München. Der Zug war schwach besetzt. Eine Frau hatte auf einem Zweiersitz Platz genommen, drehte aber den Rücken zum Fenster und beobachtete aufmerksam das gesamte Abteil. Einige Reihen entfernt von ihr und parallel zu mir ließ sich ein Mann nieder, der mir den Rücken zukehrte und sich sofort in sein Handy vertiefte. Als ich den Kopf auf meinen Rucksack legte, um zu schlafen, sah ich den massiven Rücken und den Stiernacken des Handyfreunds vor mir; wir waren nur durch den schmalen Gang getrennt. Da kam der Zugbegleiter und kontrollierte die Fahrkarten: »Wie sitzt ihr denn da? Da denkt doch keiner, dass ihr beide zusammengehört! Und dann haben sie doch nur eine Fahrkarte!«, wunderte er sich lautstark. Tatsächlich saß die Frau noch immer weit entfernt und observierte das Abteil. Der Mann saß parallel zu meinem Sitz, nur durch den Gang getrennt. Er lehnte seinen massigen Rücken gegen die seitliche Armlehne – so war sein Gesicht nicht zu sehen. Auch ich hätte nicht gedacht, dass das Paar, das so weit voneinander entfernt Platz genommen hatte, gemeinsam reiste! Auf den temperamentvollen Kommentar des Fahrkartenkontrolleurs, der mürrisch grummelnd weiterzog, folgte kein Witz, keine Erklärung, keine lockere Bemerkung, durch die sich die Stimmung entspannt hätte. Stille! Komische Leute, dachte ich kurz vor dem Einschlafen, aber ich hatte zu diesem Zeitpunkt trotzdem nicht die geringste Spur eines Verdachts.

Ich weiß nicht mehr, wie lange ich schlummerte. Ich erinnere mich nur, dass ich von einer schmerzhaft elektrischen Anspannung und zunehmender Hitze um mich herum wach wurde. Ich hechtete hoch. Ich stand neben meinem Sitzplatz und griff gerade nach meinem Rucksack, als alle fünf Handys gleichzeitig aufflammten. Zu Tode erschrocken sah ich das blitzartige, gleißende Aufscheinen eines grellen, blendenden Lichts, das sich auf groteske Weise in einigen polierten Glatzen spiegelte, auf die ich hinunterblickte. Während der »konzertierten Aktion« mit den Handys leuchteten die Kahlköpfe auf wie die Gebirgsseen im Sonnenlicht! Es waren nicht die rasierten Köpfe von Rechtsradikalen, die ich um mich herum sah, sondern die von spärlichen Härchen umrahmten Halbmonde gediegener, gut genährter Familienväter. Ja, liebe Leserin, lieber Leser, es waren fünf Handys! Der stiernackige Typ saß noch immer auf dem Parallelsitz und wandte mir den Rücken zu, aber er war nicht allein geblieben. Während ich schlief, hatten auf den beiden Sitzen vor mir und den Plätzen hinter mir vier Herren in den »besten Jahren« Platz genommen, sodass ich, die schlafende Frau, tatsächlich eingekreist war. Ich war zu früh erwacht und aufgesprungen, sodass ich mit klarem Bewusstsein beobachten konnte, wie auf ein Signal hin das gemeinsame Handyfeuerwerk losging. Ich bedaure es heute unendlich, dass ich den Kopf verlor und so schnell wie möglich in ein anderes Abteil floh. Ich hätte mir diese Gesichter genauer ansehen sollen!

Als ich später, in jener denkwürdigen Nacht vor meinem Herzinfarkt, von Berlin nach Bad Nauheim fuhr, habe ich die inneren Warnsignale nicht beachtet. Warum habe ich mich nicht an frühere Attacken erinnert? Wie teuer habe ich für diese Unterlassungssünde bezahlt!

Nach welchen Kriterien aber wählen die Mörder ihre Langzeitopfer aus? Offensichtlich geht es nicht nur um »ein leichtes Spiel«, um den schnellen Mord an einem passiven Opfer, das sich vorwiegend zu Hause verkriecht. Die aufwendige und kostspielige Verfolgungsjagd zeigt deutlich, dass ein sadistisch gefärbter Machtkampf damit verbunden ist nach dem Motto: »Auch dich kriegen wir klein!« Oder verbargen sich hinter dieser verbohrten Hartnäckigkeit noch persönliche Rachemotive gegen mich als Person?

Kapitel 11: Die Anfänge des Terrors

Die Anfänge des Terrors führen zurück ins idyllische Lahntal. Auch später noch, während meiner Fluchtaktionen, wiesen sehr oft verdächtige Autos Nummernschilder aus dieser Gegend auf. Ein Vorfall sei hier ausführlicher dargestellt:

Bevor ich mich zum Umzug nach Berlin entschloss, unternahm ich einige Wochenendausflüge, um die Hauptstadt näher kennenzulernen und um mir eine Wohnung zu suchen. An einem grauen Wintertag verschlechterte sich die Wetterlage unterwegs. Es trübte sich ein, ein Schneesturm kam auf, auf der Fahrbahn bildete sich blitzschnell Glatteis. Die nächste Ausfahrt war Weimar, und kurz entschlossen verließ ich die Autobahn, parkte am Bahnhof und wanderte in Richtung Altstadt, wo ich hoffte, eine günstige Pension zu finden. Ich hatte auf Anhieb Glück und musste nicht lange suchen – noch in Bahnhofsnähe entdeckte ich in einer Seitenstraße ein kleines Hotel, in dem ich mich installierte. Ich ging früh zu Bett und schon kurze Zeit später wurde ich durch einen Angriff geweckt. Ein Auto umkreiste mit hoher Geschwindigkeit das Haus. Die Typen mussten mir im Pkw gefolgt sein – wie sollten sie sonst wissen, dass ich meine Fahrt spontan unterbrochen habe, um in Weimar zu übernachten? Nach der ermüdenden Fahrt schaffte ich es nicht, in dieser Nacht wach zu bleiben. Ich schlief ein – Angriff. Ich döste wieder ein – Angriff. So ging es mehrmals, bis ich mich nach drei Uhr morgens übermüdet zu einem Rundgang entschloss. In der Richtung, aus der die Attacken kamen, hatte ich immer wieder ein stark aufblendendes Licht gesehen, und diese Lichtquelle wollte ich näher in Augenschein nehmen. Ich gelangte an einen Parkplatz, auf dem ein Audi mit außergewöhnlicher Innenausstattung stand: Anstelle der Rücksitze war ein dunkler Container mit mehreren Steckdosen installiert. Davon gingen armdicke, zusammengebundene Kabel aus. Zwei Navigatoren über den Vordersitzen. Das auffällig umgebaute Fahrzeug kam aus dem Lahntal und hatte eine Limburger Nummer, die ich mir sofort notierte. Also schlage ich Ihnen vor, mit mir nun einen Ausflug ins Lahntal zu unternehmen! Vielleicht finden wir dort weitere Spuren!

Ende 1999 war ich beurlaubt und schrieb an meinem ersten Buch. Ich hatte damals romantische Vorstellungen vom Landleben und zog deshalb in diese landschaftlich reizvolle Gegend. Ein einsam gelegenes Einfamilienhäuschen mit Blick auf das konservativ-provinzielle Barockstädtchen und die silbernen Mäander des bewegten Flüsschens. Ein Mal im Jahr öffneten sich die engen, beschaulichen Sträßchen für ein überregional bekanntes Musik- und Konzertfest. Eine ältere, rüstige Dame, den ganzen Tag beschäftigt mit Nähen, Gärtnerei und der Beaufsichtigung ihrer Enkel, bewohnte das Erdgeschoss, ich zog in den ersten Stock des bescheidenen Einfamilienhauses. Die beschauliche Ruhe war vorbei, als der Sohn hinzukam. Seine Frau hatte kürzlich erst die Scheidung eingereicht und er fand bei seiner Mutter Zuflucht. Der Sohn war freiberuflich tätig und hatte anscheinend viel Zeit. Als passionierter Techniker und Bastler werkelte er oft im Keller und traf sich mit dem Jungvolk einer Technikerschule vor Ort. Ich kannte die Mutter eines der Schüler näher, und sie erzählte mir bewundernd von den unglaublichen Physikkenntnissen meines neuen Mitbewohners, der den jungen Technikern Nachhilfeunterricht erteilte. In einem Gespräch über die Sonnenfinsternis im Jahre 2000 brüstete er sich – in angesäuseltem Zustand – mit seinen »Strahlenexperimenten«, was mich zu dem damaligen Zeitpunkt nicht im Geringsten interessierte. Ich erinnerte mich später wieder an dieses Gespräch, als ich ihn in Bad Nauheim zu nächtlicher Stunde in der Nähe meiner Wohnung beobachtete. Zum Zeitpunkt des Einzugs schien er völlig desorientiert und aus der Bahn geraten: Tagsüber schlief er, und des Nachts schlich er durch Haus und Garten, wobei er eine unglaubliche Wolke aus Alkoholdunst und Zigarettenrauch um sich verbreitete. Die Korridortür meiner Wohnung hatte einen Glaseinsatz und die alte Dame besaß einen Zweitschlüssel für die erste Etage, also für meine Wohnung. Das hatte mich bis dahin nie gestört, aber nun postierte sich der Sohn – an der Silhouette deutlich erkennbar – nachts vor meiner Wohnungstür. Nicht dass er lärmte, schrie oder polterte; nein, die Atmosphäre war eher versteckt bedrohlich, so als laure jemand im Hinterhalt. Ich begann, schlecht zu schlafen, denn manchmal blitzte ein grelles Licht auf oder jemand machte sich leise an meiner Tür zu schaffen. Von Zeit zu Zeit war es, als bewegten sich dunkle Schatten in der Luft.

Manchmal verabschiedete sich der Sohn abends gestenreich und demonstrativ von seiner Mutter und stapfte davon. Dann atmete ich erleichtert auf. So war es auch an diesem Tag. Ich hatte eine Bekannte zum Abendessen eingeladen und wir plauderten bis lange nach Mitternacht, danach begleitete ich den Gast noch bis ans Auto. »Sieh mal, über dir wohnt noch jemand!«, rief die Besucherin aufgeregt, bevor sie in ihr Fahrzeug stieg. Und tatsächlich! Es war Licht auf dem Dachboden, der nur per Leiter zu erreichen war. Hatte sich der Sohn abends wieder ins Haus zurückgeschlichen? Es gab noch weitere unerklärliche Vorfälle! Eines Nachts stand er etwa eine Stunde lang vor meiner Tür. Ich sah seine Silhouette durch die Glastür und rief: »Verschwinden Sie, sonst verständige ich die Polizei!« Er rannte wie gehetzt davon – das konnte ich vom Küchenfenster aus beobachten. War dieser Mensch nicht normal? Was führte er im Schilde? Ich war ratlos und verunsichert. Ich hatte nie auch nur eine Sekunde lang an eine wie auch immer erotisch gefärbte Beziehung gedacht – das war es auf keinen Fall! Dieses seltsame Verhalten musste andere Ursachen haben!

Dann kam wichtige Geschäftspost nicht an! Wo waren die Briefe? Dann war mein Schreibtisch durchwühlt, als ich vom Stadtbummel nach Hause kam! In der Luft lagen deutlich die Spuren von Zigarettenrauch. Und dann verschwand mein Kater. Ich suchte ihn tagelang, stellte ihm sein Fressen ins Freie, rief und lockte. Er war ein eher scheues Tier, und es war nicht seine Art, tagelang zu verschwinden. Eines trüben Nachmittags – meist waren die Tage wolkenverhangen und über dem Fluss, der sich im Sommer so romantisch durchs Tal schlängelte, stand ab vier Uhr nachmittags eine dicke Nebelwand – fuhr die Dame in ihre Nähstunde. Kaum war ihr Auto knatternd und mit zu viel Gas um die Kurve gefahren, hörte ich, wie die stets gut verschlossene Kellertür rasselnd und knirschend geöffnet wurde. Der Sohn war also wach und ging in den Keller, so vermeinte ich. Einige Sekunden später hörte ich ein leises Wimmern auf der Terrasse der Parterrewohnung unter mir und stürzte nach draußen. Mein Kater konnte sich kaum mehr auf den Beinen halten, so abgemagert war er.

Ich nahm ihn in die Arme und fasste in rohes Fleisch, in dem schon Maden saßen. Der gesamte untere Teil seines Körpers, auch die Arme und Beine, war ohne Fell. Er musste drei Wochen in der Tierklinik verbringen, bis ein schützendes Häutchen nachgewachsen war.

Jetzt konnte mich in diesem Hause nichts mehr halten! Es kam zu einem sehr unschönen Zerwürfnis mit der Dame – der Sohn überließ das Argumentieren wie immer seiner Mutter und wie immer übernahm er die Rolle des braven, verstummten Kindes. Er konnte sich aber ein höhnisches Grinsen nicht verkneifen. Seine sehr sympathische Frau unternahm einen letzten Vermittlungsversuch, aber meine Entscheidung war unwiderruflich gefallen.

Ich zog nur einige Kilometer weiter in den nächsten Weiler in die Gästewohnung eines Ehepaars, das ich flüchtig kannte. Wir vereinbarten ein befristetes Mietverhältnis. Das gesamte Haus war von einer dichten, verwilderten Hecke umgeben und abends übte ich auf der Terrasse Qigong. Plötzlich erhielt ich leichte Stromschläge. Akute Ohrenschmerzen, leise Morsetöne und wieder ein elektrischer Schlag, der meinen Körper durchzuckte. Ich konnte nicht mehr sitzen, nicht mehr in Ruhe arbeiten, mich auf das Thema meines Buches konzentrieren; eine seltsame Nervosität, eine zappelige Unruhe ergriff immer wieder von mir Besitz. Nachts war es besonders schlimm. Ich schlief nur noch stundenweise und schaltete den manchmal laut ratternden Stromzähler ab, der sich innerhalb der Wohnung befand. Merkwürdigerweise waren diese Irritationen verschwunden, wenn ich das Haus verließ. Ich erlebte unvergleichlich schöne Ferien in der Mongolei und unternahm so oft wie möglich Tagesfahrten. Dann war von Tinnitus oder nervösen Zuckungen nichts mehr zu spüren! Lag das an den Nachtspeicheröfen? Hatte ich das entwickelt, was man »Elektrosmogsensibilität« nennt? Erneut packte ich meine Koffer und zog um.

Ich hatte ein kleines Zweiraumhaus gefunden, wieder an der Lahn gelegen. Dass der Ort wegen rechtsradikaler Aktivitäten traurige Berühmtheit erlangt hatte, wusste ich damals noch nicht. Erst später erfuhr ich, dass das glatzköpfige Jungvolk früher just auf der Wiese hinter meinem Haus seinen Treffpunkt hatte. Ich richtete zu Beginn des Jahres 2001 zunächst das Häuschen gemütlich ein und glaubte schon, hier meinen Traum vom friedlichen Landleben verwirklichen zu können. Pustekuchen! Ich wurde immer wieder nachts durch grelle Lichtstrahlen geweckt, die durch die Glasbausteine drangen. Ich vermutete Faschingsscherze der Nachbarschaft und zog um ins andere Zimmer, das mit ordentlichen Rollläden ausgestattet war. Die Zwischentür blieb wegen der Katzen nur angelehnt. Ich wachte auf und beobachtete, wie ein Lichtstrahl durch das Wohnzimmer wanderte und bei der Musikanlage verweilte. Plötzlich vergrößerte sich das rote Lämpchen, wurde etwa zehn Zentimeter groß und bewegte sich hin zu einer Zimmerecke des Schlafraums, wo ich ein Bücherregal aufgestellt hatte. Dahinter befand sich die stillgelegte Funksprechanlage meiner Vorgängerin, einem Pflegefall, die damit im Notfall Kontakt mit ihrer Tochter im Nebenhaus aufnehmen konnte. An dieser Stelle hing nun der rote Ball! Wer trieb hier technische Spielchen? Obwohl ich immer wieder nachts sah, wie stark aufgeblendete Autos über die Lahnwiesen fuhren, und obwohl sich die Störungen mit Regelmäßigkeit zwischen Mitternacht und sechs Uhr wiederholten, wollte ich mich nicht beunruhigen lassen. Noch immer hielt ich die Strahlen für »normale« Lichteffekte, bis mich eine Bekannte, eine Physikerin, vor Laserstrahlen warnte.

Kapitel 12: Die Bande formiert sich

Für einige Tage kam mir die Lahn zu Hilfe und überschwemmte die Wiesen. Das grautrübe Wasser stand bis an die unterste Stufe der Treppe, die zum Garten führte. Zum Glück schlief ich im ersten Stock! In diesen Nächten war endlich »Sendepause« und ich schlief wieder ruhig, abgesehen von einigen Steinchen, die man mir ans Fenster warf. An diesem kleinen Fenster, von dem aus man einen Blick auf die ausgestorbene Straße werfen konnte, hatte ich ganze Nächte wachend verbracht. Einmal sah ich zwei Männer, der eine von gedrungener Gestalt, der andere größer, dünner und offensichtlich jünger, mitten auf der Straße entlanggehen. Der kleinere schien etwas zu erklären und mit etwas zu hantieren. Ich sah ihre Rückenansicht, denn sie verließen die Ortschaft und befanden sich schon am Stadtrand. Plötzlich stieg eine Stichflamme zum Himmel. Es dauerte nur einige Sekunden, dann war alles vorbei. Ich war hellwach und hatte nicht geträumt!

Als sich die Gewässer der Lahn zurückzogen, gingen die nächtlichen Störungen mit verstärktem Einsatz weiter. Jetzt wurde deutlich: Das war kein normaler Haushaltsstrom! Der Strahl von enormer Helligkeit traf meine Katzen, und sie wälzten sich mit erbärmlichem Geschrei auf dem Boden, bevor sie blitzschnell aus dem Hause flohen. Dann trafen die Impulse meinen Körper wie eine schnelle Abfolge kleiner Stromschläge, die Zuckungen auslösten. In meinem Kopf drehte sich alles, sodass ich befürchtete, verrückt zu werden. Es war eine Art psychodelischer Zustand, so als habe man sich in langen Tänzen im Kreis gedreht und könne sich nun nicht mehr auf den Beinen halten. Man konnte nur eines tun: schnellstmöglich aus dem Schussfeld fliehen, wegrennen, so weit die Beine tragen!

Wenig später erfolgte der massivste Angriff, den ich in diesem Hause jemals erlebt habe. Ich hatte wie immer die Rollläden geschlossen, noch mit Filz verstärkt und die Glasbausteine abgedichtet. Es widerstrebte mir, aus der Wohnung eine Festung zu machen, aber nach diesen Erfahrungen war die Angst größer als mein Einrichtungsfimmel. Ich versuchte also, alle Einfallstore, sogar Ritzen, Spalten und kleinste Öffnungen mit dämpfendem Material vorsorglich zu schließen. Ich wurde gegen drei Uhr wach und sah schnell aufeinander folgende Lichtblitze, immer aus demselben Winkel und immer auf dieselbe Zimmerecke des Schlafraums gerichtet. Wieder wurde die Sprechfunkanlage hinter dem Bücherregal angepeilt! Ein Geräusch drang aus der Anlage, so als werde ein Schalter betätigt. Ich stand auf, ging nach unten und nahm die Sicherungen für den Schlafbereich heraus. Ruhe. Dann schlich ich wieder nach oben und rollte im Dunkeln vorsichtig den Rollladen der Balkontür nach oben. Ich hatte wohlweislich vor dem Einschlafen meinen Fotoapparat bereitgelegt und hielt ihn nun schussbereit in der Hand. Als ich sachte den Rollladen nach oben schob, blendete mich ein grelles Licht, das auf Balkon und Schlafzimmer gerichtet war. Blitzschnell versuchte ich, zwei Fotos zu machen. Stimmen, Pfeifen, dann blitzten viele Taschenlampen im Gebüsch auf. Es waren mindestens sieben oder acht Personen, die sich dort versteckten. Schnell schloss ich den Rollladen. Am nächsten Morgen inspizierte ich den Garten und fotografierte all die abgebrochenen Äste und die Stiefelspuren in der aufgeweichten Erde. In den folgenden Nächten nahm ich wieder meinen Beobachtungsposten ein und sah, dass Autos auf den Wegen fuhren, die nur für den landwirtschaftlichen Verkehr freigegeben waren. Sie warfen Lichtsignale über die Wiesen, und aus dem Gebüsch traten wieder mehrere Personen, die schnell auf die Autos zurannten.

Dann erstattete ich Anzeige im nächsten Polizeirevier, das sieben Kilometer entfernt lag. Selbstverständlich hatte ich auch schon mit der Vermieterin und den Nachbarn über die Vorgänge gesprochen. Wir verloren mit falschen Verdächtigungen viel Zeit, dies muss ich im Rückblick eingestehen. Heute bin ich überzeugt, dass die Attacken nicht von den Bewohnern dieses Städtchens ausgingen – vielleicht gab es den einen oder anderen »Mitläufer«, aber wie oben beschrieben hatten die Mordanschläge gegen mich schon früher ihren Anfang genommen. In Wahrheit litt ich an diesen vorherigen Wohnorten weder unter »Elektrosmogsensibilität« noch unter Tinnitus, weder unter plötzlichen Anfällen von Nervosität noch unter Schlaflosigkeit. Ohne es zu ahnen, war ich schon vor meinem Umzug in dieses Städtchen Zielscheibe elektromagnetischer Strahlenexperimente geworden.

Kapitel 13: Attacken im Krankenhaus

Schon vor einigen Monaten diagnostizierten Ärzte einen vier Zentimeter großen Tumor am linken Ovar und rieten mir mit Dringlichkeit zur Operation. Ich zögerte: Seit meinem Herzinfarkt war noch nicht einmal ein Jahr verstrichen und ich musste noch immer Medikamente einnehmen. Als sich jedoch meine Hoffnung auf spontane Rückbildung des »Gebildes« im Unterleib nicht erfüllte, entschloss ich mich, das Risiko einzugehen und den empfohlenen Eingriff durchführen zu lassen. Ich packte meinen Koffer im Keller und hielt den Namen des Krankenhauses geheim. Ganz bewusst wählte ich ein Zweibettzimmer und rief erst dann von einem Klinikfernsprecher aus meine Schwester an. Während des Gesprächs hörte ich merkwürdige Geräusche im Hintergrund und hatte mehrmals das Gefühl, dass sich jemand ins Telefon einklinkt. Das also war es! Sie hörten auch den Apparat meiner Schwester ab und erfuhren so, wo ich mich befand! Der erste Angriff ließ nicht lange auf sich warten. Mein Nachttisch wurde angepeilt und fast unerträgliche Tonfolgen raubten mir und meiner Mitbewohnerin den Schlaf. Ich hatte schon bei meinen Übernachtungen im Hobbyraum in Bad Nauheim diese Art der Störung erlebt. Auch dort hatten mich Töne aus dem Schlaf gerissen, die zwar leise, aber so dissonant und intensiv waren, dass selbst Ohropax nichts dagegen ausrichtete. Ich erinnerte mich, dass sich damals sogar die Bewohner der Parterrewohnung in heller Aufregung auf der Terrasse versammelten, um der schleichenden Ruhestörung nachzugehen. Auch jetzt in meinem Krankenhausbett versuchte ich zunächst verzweifelt, mir die Ohren zu verstopfen, so nervenaufreibend wirkte diese Klangfolge, dann aber ging ich nach draußen in einen der Aufenthaltsräume. Meine Mitbewohnerin erbat sich von der Nachtschwester ein Schlafmittel.

Am nächsten Morgen zog ich um in ein Einzelzimmer in einem anderen Flügel des Hauses. Es war fast Mitternacht, als auch hier die Attacke auf die elektrische Ausstattung des beweglichen Nachttischs erfolgte. Es tat einen Schlag – Kurzschluss! Der Nachttisch und die mit ihm verbundenen Leitungen waren tot. Ich sah aus dem Fenster – auch in den anderen Zimmern war das Licht erloschen. Nach etwa dreißig Minuten flammte es wieder auf – ein Freudenschrei im Flur! Der Rest der Nacht verlief ruhig.

Nach meiner Entlassung stellte ich fest, dass die Etage über meiner Wohnung inzwischen von einer lautstarken Wohngemeinschaft in Besitz genommen worden war. Trotz der Lärmbelästigungen atmete ich erleichtert auf. Von dort aus war es nun nicht mehr möglich, meine Wohnung ins Visier zu nehmen! Ich legte mich also relativ sorglos ins Schlafzimmer und erwachte gegen Mitternacht mit einer gelähmten und verbogenen Zehe, mit einer blutleeren und steifen Hand und musste schreckensstarr feststellen, dass man die Wunden an meinem frisch operierten Bauch bestrahlt hatte. Ich überwand die Lähmung, sprang auf, rannte in die Küche und würgte vor Ekel und Abscheu.

Teil 2:
»Das habe ich ja noch nie gehört!«
– Keine Hilfe nirgends?

Gib mir ein Herz

Darum bitte ich dich um ein Herz,
ein festes Herz, das die Feigheit verwirft,
das sich nicht fortreißen lässt,
sondern die Kraft der Entscheidung
und Bewährung liebt.
Ein Herz, das Licht schöpft
Und es andern weitergibt,
das die Fallstricke aufzeigt,
das auf den rechten Weg führt.
Ein Herz, das die Schwachen stützt,
das die Verlorenheit aufhebt
und die Liebe mächtig macht
in jedem Menschen.
(Simon Joseph Assaf: Ich bin ein singender Vogel)

Kapitel 1: Polizisten und Detektive

- Hallo, Frau Hope! Wie geht es Ihnen?

- Danke. Nicht besonders gut. Mein Fuß wurde so stark beschossen, dass ich nicht mehr auftreten kann. Ich hinke.

- Sagen Sie, Frau Hope! Sie sind doch unbescholten und tun keiner Fliege etwas zuleide. Sie sind doch eine angesehene Lehrerin, stimmt's?

- ????!!!!

- Ja und deshalb frage ich mich: Wer sollte Ihnen etwas antun wollen? Das ist doch ganz unwahrscheinlich!

- Ich fürchte, dass diese Attacken mit mir und meinem Verhalten nicht viel zu tun haben!

- Wir haben doch eine Nacht lang ihr Haus bewacht. Und nichts ist passiert. Vielleicht bilden Sie sich alles nur ein?

- Haben Sie ein Spektrumanalysegerät eingesetzt, mit dem man Mikrowellenstrahlung nachweisen kann?

- Nööö, aber wir haben andere Dinger, andere Geräte! Also noch einmal, liebe Frau Hope! Wir stellen mehr und mehr fest, dass die Leute, die sich bei uns wegen Strahlenbelästigung melden, an einer psychischen Krankheit leiden. Ich rate auch Ihnen, einen Psychotherapeuten aufzusuchen und keinen Detektiv!

- Genau diese Strategie verfolgen die Täter! Sie erklären das Opfer für verrückt oder warten ab, bis es ein anderer tut! Haben Sie denn einmal mit anderen Opfern oder mit der Interessengemeinschaft gesprochen?

- Nööö, aber in Ihren Augen gehöre ich jetzt auch zu den Verdächtigen. Ja, ja, ich weiß! (Mit triefender Ironie) Die ganze Welt ist gegen Sie! Arme Frau!

- Sie haben gut an mir verdient, Herr Schnorrer, aber wenig getan. Bitte belästigen Sie mich nicht mehr mit Anrufen. Sie werden keinen weiteren Auftrag von mir erhalten. (Ich legte auf.)

Einige Sekunden später klingelte das Telefon wieder. Die plärrende, selbstgefällige Stimme sprach jetzt mit beleidigtem Unterton:

- Da berät man Sie und sorgt sich um Sie! Sie wissen das noch nicht einmal zu schätzen! Wissen Sie überhaupt, was Mikrowellenstrahlung im Blut bewirkt? Da kocht das Blut! (Die Stimme überschlug sich vor Aufregung und kreischte.) Da kocht das Blut! Das Blut und das Gehirn und alles! Und dem wollen Sie ausgesetzt sein? Sie würden schon längst nicht mehr leben, gute Frau, wenn das wahr wäre!

Ich legte wieder auf.

Der Detektiv, der hier sprach, ist Chef einer Agentur in Frankfurt und hat sich angeblich mit einigen »Erfüllungsgehilfen« (so nennt er selbst seine Mitarbeiter!) auf den Nachweis von Mikrowellendelikten spezialisiert. Ich protokolliere dieses Gespräch hier aus zwei Gründen: Es demonstriert zum einen den erschreckenden Mangel an Sachkenntnis und legt zum anderen eine »Logik« frei, mit der sicherlich viele Betroffene konfrontiert werden, sobald sie sich an eine Detektei wenden, die bei dieser Art von Delikten mit ihren schlampigen oder ungezielten Ermittlungen scheitert. Der Misserfolg ist dann nicht der mangelnden technischen Ausstattung oder den Ermittlern zuzuschreiben, sondern »beweist«, dass sich der Auftraggeber »alles nur einbildet«. Auf diesen Trick bin ich leider einige Male hereingefallen, entdeckte aber zu guter Letzt in Bad Nauheim einen sehr kompetenten und fähigen Berater, der mir verlässlich zur Seite stand.

Ein anderer Detektiv, den ich hier in Berlin konsultierte, erklärte mir rundweg, dass er sich »mit Geheimdiensten nicht anlegt«. Er könne mir helfen unterzutauchen, einen neuen Namen anzunehmen und für Jahre zu verschwinden, aber er sähe sich nicht in der Lage, die Täter zu überführen. Er wagte es noch nicht einmal, mir seine Telefonnummer auszuhändigen! Plötzlich lebten seine jahrelangen DDR-Erfahrungen wieder auf und brachen durch.

Warum aber teure Privatdetektive? Was unternimmt die Polizei?

Im Rückblick bin ich der Polizei im Lahntal zu Dank verpflichtet! Nach der massiven Attacke auf die Sprechfunkanlage im Schlafzimmer, den rennenden Gestalten auf der Lahnwiese und den zahlreichen Fußspuren im Garten, die auch von Nachbarn bezeugt wurden, fuhr ich in das nächste Revier, das sieben Kilometer entfernt war. Als der

Polizeibeamte versprach, bei Anruf nachts sofort zu kommen, konnte ich mir ein verstohlenes Grinsen nicht verkneifen. Eine sieben Kilometer lange Serpentinenstraße durch den Wald! Und das im Winter! Bis die Beamten diesen Weg zurückgelegt hatten, waren die Täter mit Sicherheit über alle Berge! Dennoch erstattete ich Anzeige, und man versprach, sich vor Ort die Räumlichkeiten und die Spuren im Garten anzusehen. Ich schämte mich, dass die Wohnung innen fast Festungscharakter hatte, denn ich hatte das Fenster mit allem verrammelt, was mir in die Hände gefallen war. Letztendlich hatte sich der Besuch aber doch gelohnt, denn der Polizist versprach, eine Nacht lang das Haus zu bewachen. In den Abendstunden stand das grüne Auto vor der Tür und ich konnte endlich schlafen – wie ein Stein, wie ein Murmeltier! Es war eine der wenigen ruhigen Nächte, die ich damals erlebte, und dafür war ich unendlich dankbar! Natürlich hatten auch die Täter von der Polizeiaktion Wind bekommen und unternahmen nichts, solange das Auto vor dem Haus parkte.

In der Kleinstadt hatte sich meine Anzeige herumgesprochen. Zwei Anwohner versprachen mir, bei Gefahr nachts sofort zu kommen. Eine Nachbarin bestätigte, dass auch sie gesehen hat, dass nachts Männer über die Wiese rannten und in ein Fahrzeug stiegen. Ihr Vater bot mir seine Unterstützung an, auch nachts. Ein Bekannter aus der Nachbarstadt kam abends vorbei, um mir zu erzählen, dass er bei der Bundeswehr Zielgewehre kennengelernt habe, die – mit Laser und Infrarot bestückt – weit entfernte Ziele erreichten. Es gäbe hier im Ort viele Besitzer von Jagdgewehren und auch eine Jagdschießgruppe von Jugendlichen. Ich fuhr in das Waffengeschäft der größeren Stadt in der Nähe und informierte mich dort.

Inzwischen glaubte niemand mehr an einen Faschingsscherz. Die Nachbarn erzählten leicht schmunzelnd von einem stadtbekannten Voyeur, dem »Fenstergucker«, der sich zuweilen in den Büschen verstecke, um Frauen zu beobachten. In der Regel werde er von den Ehemännern erwischt und kräftig verprügelt – »so werden derlei Probleme intern geregelt«, meinten die hilfsbereiten Kleinstädter selbstzufrieden. Sie galten als eigenbrötlerisch, unzugänglich und schroff, und das waren sie wohl auch im täglichen Umgang, aber überraschenderweise durfte ich damals in meiner Not ihre solidarische Seite kennenlernen.

Ich bin fest davon überzeugt, dass einige der Jugendlichen von den Verbrechern »benutzt« wurden und sich als »Mitläufer« während der Attacken einspannen ließen. Vielleicht war auch der Voyeur ein willkommener »Schmierensteher«. Aber die Bewohner dieser Kleinstadt waren trotz vieler Eigentümlichkeiten keinesfalls die Urheber der Anschläge, da diese Verfolgungsjagd schon früher begonnen hatte.

Als ich meine Wohnung kündigte und schnellstmöglich zurück nach Bad Nauheim zog, warnte mich der zuständige Polizist und sagte: »Durch Umzug werden Sie das Problem nicht lösen! Man wird Ihnen folgen.« Er sollte recht behalten!

Kapitel 2:
Die Polizei, »dein Freund und Helfer«?

In Bad Nauheim kümmerte sich die Polizei nicht im Geringsten um meine vergeblichen Versuche, Anzeige zu erstatten. So wie Raubüberfälle oder Körperverletzungen sehr schnell aus den lokalen Schlagzeilen verschwanden, damit diese angsterregenden Meldungen die Kurgäste nicht verschrecken, so hatte man auch Routine bei der Unterdrückung anderer unliebsamer Vorkommnisse. Man nahm einfach kein Protokoll auf – man hatte es »vergessen«. Meine Briefe wurden ignoriert; vermutlich landeten sie im Papierkorb. Ich nahm immer wieder von Neuem Anläufe, rannte aber gegen Wände. Andere Betroffene berichten häufig von einer »Mauer des Schweigens«, die nicht zu durchbrechen ist, und diese Formulierung trifft exakt den Kern der Sache. Der Gesprächspartner, die Gesprächspartnerin hört nicht zu, man blickt zur Seite, man nimmt nicht teil, man wechselt das Thema, man dreht sich um und man lässt dich stehen. Kein Streitgespräch, keine Auseinandersetzung, keine Überprüfung, keine Widerrede, keine Rückfrage, kein Kommentar – plötzlich existierst du nicht mehr! Deine Worte gehen ins Leere. Ein peinliches, beredtes Schweigen breitet sich aus. Du wolltest noch etwas sagen, ergänzen, erklären, aber du gibst auf. Du hast das wissende, überlegene Lächeln auf den Lippen deines Gegenübers gesehen und jetzt beendest du deinen Satz nicht, das Wort bleibt dir im Halse stecken! Du wolltest doch kein Ärgernis erregen! Nicht auffallen! Die anderen nicht belästigen mit deinem Problem! Gleichzeitig aber wächst die Wut – ich werde tagtäglich brutalst misshandelt und darf noch nicht einmal darüber sprechen! Ich will ja, verdammt noch mal!, nicht bemitleidet oder bedauert werden, ich will Euch erzählen, was mir zustößt und wie es mir geht! Was tätet Ihr an meiner Stelle? Warum zwingt Ihr mich, die Wahrheit zu zerteilen in kleine, konsumierbare Häppchen, warum muss ich mich rechtfertigen, entschuldigen, einschränken, relativieren und Eure unerträglichen Bagatellisierungen anhören?

Nun, wir kommen später noch zurück auf diese Reaktionen von

»Otto Normalverbraucher«. Zunächst werde ich damit fortfahren, meine Erlebnisse mit der Polizei und der Ärzteschaft zu schildern.

Ich zog also nach meiner Pensionierung nach Berlin – vorher war es den Tätern weitgehend gelungen, meinen guten Ruf als Lehrerin zu erschüttern und mich in den Vorruhestand zu zwingen. Nach den niederschmetternden Erfahrungen in Bad Nauheim entschloss ich mich, in Berlin geschickter, sozusagen »didaktisch« vorzugehen. Ich schrieb einen Brief an das nächste Polizeirevier, beschrieb darin die Attacken und bat um einen Beratungstermin. Als ich nach zwei Monaten noch immer keine Antwort erhalten hatte, machte ich mich auf den Weg. Das Revier war in einem alten, stattlichen Gebäude am Sophie-Charlotte-Platz untergebracht und beherbergte etwa zweihundert Mitarbeiter und Mitarbeiterinnen. Die erste Anlaufstation war die Wache, wo zwei Beamte mit »Filterfunktion« Auskünfte erteilten.

»Ich habe Ihnen Anfang November einen Brief geschrieben, in dem ich um einen Beratungstermin bat. Darauf habe ich keine Antwort erhalten.«

»An miiich?«

»Natürlich nicht an Sie persönlich, an die Polizei! Ich selbst habe damals das Schreiben hier in der Wache abgegeben. Ihr Kollege hat es mit einem Eingangsstempel versehen und in den Ablagekorb da vorne gelegt.« Ich zeigte freundlich auf die karge Büroausstattung. Mein Gegenüber zuckte mit den Achseln. »Ich habe noch eine Kopie dabei! Das Problem hat sich verschärft, und ich bin gekommen, um Anzeige wegen Körperverletzung zu erstatten.«

(Er überflog das knappe Schreiben): »Aber, aber … da muss man doch erst mal sehen, ob nicht bei Ihnen selbst … ich meine … vielleicht Verfolgungswahn?« (Sein Gesicht war ehrlich besorgt.)

(Ich blieb freundlich!): »Nein. Ich habe im Sommer alle neurologischen Untersuchungen durchführen lassen mit dem Ergebnis, dass mein »Oberstübchen« völlig normal ist. Mindestens so wie das Ihre. (Halte dich zurück, Felicitas!) Sollte ein kleiner Scherz sein, Entschuldigung! Das Problem elektromagnetischer Angriffe existiert wirklich!

Es gibt einhundert Opfer in der Bundesrepublik, die sich in Internetforen artikulieren – haben Sie nie davon gehört?«

(Er fuchtelte verlegen mit dem Blatt herum): Nein. Aber das ist doch eher etwas für den Strahlenschutz ... vielleicht haben Sie ja technische Anlagen in Ihrer Wohnung, die nicht in Ordnung sind ... einen Radiowecker oder so?«

(Meine Stimme wurde immer sanfter!): »Nein. Ich nehme nachts grundsätzlich alle Sicherungen heraus. Außerdem geht es gar nicht um fest installierte Anlagen, sondern um gezielte Angriffe auf mich. Sehen Sie, hier steht es auch! (Ich zeigte ihm die Seite dreißig des dritten Gefahrenberichts der Schutzkommission). Sie haben doch sicherlich Spezialisten, die sich damit beschäftigen und die Betroffenen beraten! Ich habe auch ganz konkrete Verdachtsmomente!«

Die Offensive wirkte. Er ließ sich noch einmal die Internetadresse nennen und setzte sich an den Computer. Es klappte nicht sofort und er fluchte vor sich hin. Sein Kollege schnitt Grimassen und musterte mich neugierig, aber verstohlen aus den Augenwinkeln. Die Zeit verging. Ich griff nach einer der teuren Hochglanzbroschüren, in der die Polizei ihre Dienste anpries. Dabei erinnerte ich mich an Frankfurt, wo ich ebenfalls Anzeige erstatten wollte. Dort, in der Schlossstraße, hatte man immerhin schon von Mikrowellenstrahlung gehört und man hatte mir sogar ihre Gefährlichkeit bestätigt!!! Der Surfer las inzwischen interessiert und fragte dann: »Wie haben Sie das denn überhaupt erfahren? Woher wissen Sie, was das ist? Haben Sie da jemanden gefragt?«

(Ach, Schätzchen, edle Unschuld! Vielleicht war jetzt ein naiver Augenaufschlag wirksamer als zu viel sachliches Wissen!): »Natürlich konnte ich mir am Anfang überhaupt nicht erklären, was das ist! Dann habe ich einiges gelesen und habe mir in der Physikalisch-Technischen Bundesanstalt angesehen, wie Mikrowellen funktionieren. Ich bin zwar Laie, aber ich habe sehr genau protokolliert, was ich erlebe, auch die Vorgehensweise der Täter.«

»Und Sie haben einen Verdacht?«

»Ja.«

Noch immer konnte er sich vom Bildschirm nicht losreißen. Er griff zum Telefonhörer, brummelte etwas Unverständliches und teilte mir dann kurz angebunden mit, dass mich jemand im Wartezimmer abholen würde. Na also! Die kleine, rundliche Frohnatur, die daraufhin schneidig die Treppe herunterpolterte, erklärte mir wortreich, die Polizei benötige bei dieser Art von Anzeigen, zum Beispiel auch bei Lärmbelästigung, ein ärztliches Attest, das die tatsächliche Gesundheitsgefährdung des Patienten bestätige. Ich solle mit einer solchen Bescheinigung wiederkommen, dann geruhe man gnädigst, meine Anzeige wegen Körperverletzung entgegenzunehmen!

Kapitel 3: Die Anzeige

In Bad Nauheim gab es nur eine einzige Neurologin und ich konsultierte sie gegen Ende meiner Berufstätigkeit. Damals traten erste Anzeichen auf, dass ich den anstrengenden nächtlichen Zugfahrten gesundheitlich nicht mehr länger gewachsen war – ich wurde von plötzlichen Erschöpfungszuständen übermannt, peinliche Fehlleistungen häuften sich und einmal wäre ich sogar am Steuer fast eingeschlafen.

Ich erstattete dieser Neurologin und Psychiaterin wahrheitsgemäß Bericht, konnte aber ihren außergewöhnlich hässlichen Gesichtszügen entnehmen, dass sie mir nicht glaubte. Natürlich wollte sie mir starke Schlafmittel und Psychopharmaka verschreiben, und als ich dies ablehnte, stieß sie, nicht nur hässlich, sondern jetzt sogar hasserfüllt hervor: »Sie können bis zum Nordpol fahren und auch dort werden Sie sich noch verfolgt fühlen!« Mit Schreckensprophezeiungen ging sie generell nicht zimperlich um! Als sie von meiner Bahncard 100 erfuhr, geriet sie gänzlich außer Rand und Band. Sie geiferte: »Sie können schon nicht mehr mit Geld umgehen! Bald werden Sie auch nicht mehr arbeiten können!« Ich bin privat versichert und erhielt einige Tage später ihre Rechnung. Darin hatte sie eine Zahlungsfrist von wenigen Tagen festgesetzt und eine Drohschrift beigelegt, in der sie die Strafen des »Jüngsten Gerichtes« bei Nichteinhaltung dieser Zeitspanne ankündigte. Sie hatte von meiner finanziellen Situation keine Ahnung und wollte mir unbedingt Probleme beim Umgang mit Geld unterschieben!

Nach dieser wichtigen Lehre wusste ich mich vor solchen Medizinern zu schützen! Ich fand eine sehr einfühlsame Ärztin und Heilerin in Frankfurt, die mich wie eine Freundin durch die verschlungenen Pfade der Pensionierung begleitete. Später, das war schon hier in Berlin, ließ ich alle neurologischen Untersuchungen durchführen, die meine »geistige Gesundheit« bestätigten. Damit konnte ich die beharrlichen Versuche einiger Leute, mir mit Verdächtigungen und Unterstellungen eine »Geisteskrankheit« anzudichten, mit Entschiedenheit zurückweisen.

Der Berliner Neurologe war ein erfrischender, vielseitig interessierter Mensch. Er gestand sofort ein, von Technik keine Ahnung zu haben. Wieder einmal präsentierte ich den Gefahrenbericht, erzählte von den Attacken und bat um ein Attest für die Polizei. »Wenn ich was von Strahlen schreibe, wird jeder denken, dass der Patient Halluzinationen hat«, gab er zu bedenken. Nach kurzer Reflexionspause entstand daraufhin der folgende Text: »Frau Hope ist bei mir in ständiger nervenärztlicher Behandlung wegen ausgeprägter gesundheitlicher Beeinträchtigungen mit begleitenden chronischen Schlafstörungen, die möglicherweise durch die Einwirkung elektromagnetischer Wellenimpulse verursacht sind.«

Zum Schluss wiederholte er nochmals grinsend, dass er von Technik überhaupt nichts verstehe, dass aber »Strahlen« ein zu schwacher Begriff sei. »Wellenimpulse« klinge besser! Wie viele seiner Berufskollegen sind zu einem ehrlichen Eingeständnis ihrer Ahnungslosigkeit auf technischem Gebiet gar nicht fähig? Wie deutlich war der Kontrast zwischen den bösartigen Prognosen der Neurologin in Bad Nauheim und diesem Arzt, der so freimütig über seine Grenzen zu sprechen vermochte! Ich nahm die Bescheinigung dankend entgegen und antichambrierte damit erneut im Polizeirevier.

Natürlich geriet ich wieder an einen Beamten, der mir wie auswendig gelernt den Satz »Das habe ich ja noch nie gehört!« entgegenhielt. Er bekam rosige Wangen, als ich mir einen ironischen Kommentar zu dieser von Polizisten ständig wiederholten Floskel nicht mehr verkneifen konnte. Ich fächelte seinen roten Ohren mit dem Gefahrenbericht Wind zu, aber auch von diesem Schriftstück hatte er bisher »noch nie gehört«. Am Ende überließ ich ihm ein selbstgefertigtes Protokoll und sagte alles, alles, alles! Endlich erhielt die gesamte Angelegenheit ein Aktenzeichen! Und Hurra, es war mir gelungen, eine Anzeige zu erstatten! Welch ein Erfolg nach all den Jahren!

Mit einem schmerzenden Hinkefuß, kurz vor dem Herzinfarkt, mit zerschossenen und verkrampften Gelenken und einem vielleicht bösartigen Tumor im Unterleib kroch ich zur Polizei, und diese hatte sich endlich bequemt, meinem »Fall« ein Aktenzeichen zu verleihen! Ich war ob dieser unerwarteten Fürsorglichkeit der Behörde zutiefst gerührt! Man ist ja schon dankbar für Brosamen! Als dann gar zwei Polizisten vor meiner Tür standen, konnte ich meine Freude fast nicht mehr bezähmen!

Die beiden Beamten waren offensichtlich gekommen, um mir gönnerhaft Nachhilfestunden in Physik zu erteilen: »Es gibt nur Laser- und Röntgenstrahlen«, sagte der eine. »Laser geht nicht durch Wände und Röntgen tut nicht weh. Das haben Sie sicher auch schon gemerkt, wenn der Arzt ein Röntgenbild gemacht hat.« Selbstverständlich hatten sie »etwas anderes noch nie gehört«. Der Text des Gefahrenberichts überstieg schlichtweg ihr Aufnahmevermögen. Was Professoren und Sachverständige so schreiben! Ich solle meinen Schlafplatz besser schützen und abschirmen! Als ich ihnen meine Beobachtungen hinsichtlich der Wohnung eine Etage höher schilderte und sie bat, dort einmal eine Personenüberprüfung oder wenigstens einen Besuch vorzunehmen, sagten sie wegwerfend: »Später, heute nicht!« Das hieß im Klartext: Nie! Ich teilte per Fax dem Polizeirevier neue Verdachtsmomente mit, aber auch daraufhin kam niemand, um illegale »Untermieter« zu überprüfen.

Sind unsere Polizisten, die »Freunde und Helfer«, wirklich Ignoranten, die der modernen Technik nicht gewachsen sind? Werden sie von skrupellosen Hightech-Verbrechern schamlos an der Nase herumgeführt? Das wäre schlimm! Denn wenn das stimmt, würden unsere »Freunde und Helfer« möglicherweise eine moderne Waffe dieser Art gar nicht erkennen, da sie ja nicht wissen, dass es sie gibt! Stellen wir uns vor, ich, als Betroffene, benachrichtige die Polizei im Angriffsfall – die Beamten kommen sofort und erwischen die Täter »versehentlich« in flagranti – was dann?

In Frankfurt arbeitete in den Neunzigerjahren ein Polizist mit den Opfern zusammen, nahm mit Genauigkeit ihre Protokolle auf und war entschlossen, diese Fälle aufzuklären. Er wurde plötzlich versetzt und konnte deshalb seine Arbeit nicht fortsetzen. Ich selbst erhielt nie eine Antwort auf meinen ausführlichen Brief an den Polizeipräsidenten in Berlin. Wie soll man sich diese ostentative Passivität erklären? Stimmt etwa die Vermutung, die einige Beobachter der langjährigen Szenerie äußern? Dass die Polizei Anweisung hat, Mikrowellenverbrecher ungehindert agieren zu lassen? Dann wäre die oft gehörte Floskel »Davon habe ich ja noch nie gehört!« ein Schutzschild für die Täter und für die Opfer eine leere Beschwichtigungsformel, mit der sie schlicht abgewimmelt werden. Dieser Verdacht ist nicht mehr auszuschließen, wenn man die akribischen Ermittlungsmethoden in anderen Fällen mit der verantwortungslosen Lässigkeit vergleicht, mit der meine Anzeige ohne viel Federlesens vom Tisch gefegt wurde.

Kapitel 4: Im Ämterdschungel

Wie ich mich auch abmühte, die Polizei war nicht bereit, Marios angeblich leer stehender Wohnung einen Besuch abzustatten. Die Monate vergingen. Inzwischen hatte ein Sachverständiger in meinen Wohnräumen eine Messung auf ionisierende Strahlung durchgeführt – ohne Ergebnis. Dies war eine private Initiative, die ich selbstverständlich auch aus eigener Tasche bezahlte. Ich unterzeichnete den folgenden Auftrag: »Ich habe den Verdacht, dass ich in meiner Wohnung zeitweise einer Strahlenbelastung ausgesetzt bin. Ich möchte diesem Verdacht nachgehen und beauftrage den Sachverständigen für Strahlenschutz … mit der Ausmessung meiner Wohnräume auf das Vorhandensein unzulässiger ionisierender Strahlung (Röntgen- und Gammastrahlung).« An verschiedenen Stellen der Wohnung sollten hochsensible Filme mögliche Spuren erkennen lassen; außerdem durchschritt der Mann mit langjähriger Erfahrung die Wohnung mit einem Dosimeter.

Mit ionisierender Strahlung könne man sehr schnell den Tod eines Menschen herbeiführen, erzählte der Strahlenspezialist. Im Dritten Reich habe man jüdischen Frauen ein Schriftstück ausgehändigt, mit dem sie sich länger beschäftigen sollten. Dazu mussten sie sich auf einen Stuhl setzen, der unter der Sitzfläche mit Gammastrahlung präpariert war. So wurden die Frauen sterilisiert. Später las ich einen Artikel im SPIEGEL, in dem Wolf Biermann über seinen Freund, den Schriftsteller Jürgen Fuchs, schrieb, der DDR-Dissident sei im Knast »heimlich mit einer Gammastrahlenkanone beschossen« worden: »Sein Tod mit 48 Jahren ist eines der Indizien. Fuchs starb an einem Blutkrebs, der auf Strahlenschäden hinweist.« (6) Die Erfahrungen der Stasiseilschaften mit elektromagnetischen Experimenten sind in der kriminellen Szene zweifellos willkommen!

Ich hatte des Weiteren begonnen, mit »Briefen an Freunde« eine Kommunikation in Gang zu setzen und Öffentlichkeit herzustellen. Ich schrieb an Journalisten, Publizisten, Autoren, Politiker, an Parteien, an die Bundeskanzlerin, an den Polizeipräsidenten, an den Umwelt-beauftragten von Berlin und Brandenburg, an Physiker, an Ärzte, an Umweltaktivisten, an Baubiologen, an das Bundesamt für Strahlen-schutz, an die Hausverwaltung, an Detektive, an Selbsthilfegruppen. Der Aufwand war groß, die Resonanz blieb kläglich. Das Bundesamt für Strahlenschutz verwies mich wegen weiterer Messungen an private Firmen, die zum Teil gar nicht mehr existierten, und antwortete wie folgt: »*Ich halte Ihre Annahme über die Ursache Ihrer Beschwerden, nämlich die gezielte Bestrahlung durch Dritte, für äußerst unwahrscheinlich. Gleichwohl kann es für Sie hilfreich sein, sich an einen Umweltmediziner zu wenden.*«

Ich befolgte den Rat und ging zu einer Umweltmedizinerin. Vielleicht konnte man innere Verbrennungen oder den Grad der Strahlenbela-stung medizinisch feststellen! Es gelang mir, zwei Sätze zu meinem Fall zu sagen, dann unterbrach sie mich lächelnd: Gesundheitliche Schädigungen durch elektromagnetische Strahlung seien in ihren Augen »Mumpitz!« Und die Studien, die wissenschaftlichen Untersu-chungen? Was »die« so unter »wissenschaftlich« verstünden!, lachte sie ironisch auf. Vermutlich meinte sie mit »die« den Verband gegen Elektrosmog, die Grünen und alle übrigen Müslis! Dies wurde nicht weiter präzisiert, und inzwischen hielt ich es auch für unnötig, ihr meine Geschichte zu erzählen. Sie erwähnte noch beiläufig, dass Un-tersuchungen wegen Umweltschädigungen nicht von den Kranken-kassen getragen werden!

Knapp fünf Monate nach meiner Anzeige erhielt ich ein Schreiben der Amtsanwaltschaft Berlin, in dem mir mitgeteilt wurde: *Die Staats-anwaltschaft ist nach § 152 Absatz 2 der Strafprozessordnung nur berechtigt, strafrechtliche Ermittlungen zu führen, wenn **zureichende tatsächliche An-haltspunkte für das Vorliegen einer Straftat** ersichtlich sind. Diese müssen es nach den kriminalistischen Erfahrungen als möglich erscheinen lassen, dass eine verfolgbare Tat vorliegt. Diese Voraussetzungen sind hier nach dem ange-zeigten Sachverhalt nicht gegeben.*
Das Verfahren habe ich daher gemäß § 170 Absatz 2 der Strafprozessordnung eingestellt.

Diese »Logik« war bestechend! Da die Polizei HPM-Waffen nicht kennt, gibt es gar keine Anhaltspunkte für eine Straftat. Ergo: Wenn keine Anhaltspunkte für eine Straftat ersichtlich sind, ermittelt die Polizei nicht. Ergo: Wenn die Polizei nicht ermittelt, findet sie auch keine Anhaltspunkte für eine Straftat. Ergo: Wenn keine Anhaltspunkte für eine Straftat vorliegen, gibt es auch keine verfolgbare Tat. Ergo: Wenn keine verfolgbare Tat vorliegt, dann wird das Verfahren eingestellt. So einfach ist das! Logisch? Na klar!

Kapitel 5: Ausgrenzungsversuche

Die Bereitschaft, sich über die Gefahren von Hochfrequenzstrahlung und ihren kriminellen Missbrauch zu informieren, ist nicht vom Bildungsgrad abhängig. Ich kannte einen Bad Nauheimer Rechtsanwalt, der im Brustton der Überzeugung verkündete, die Interessengemeinschaft der Mikrowellenopfer bestätige sich per Internet gegenseitig in einer kollektiven Wahnidee. Die Schulleiterin meines Gymnasiums, eine studierte Mathematikerin, der ich vor meinem Ausscheiden aus dem Dienst die Wahrheit mitteilte, eröffnete mir mit tragischer Miene, dass »so etwas« gar nicht möglich sei. Sie habe sich »bei Wissenschaftlern« erkundigt! (Wen sie wohl gefragt hat???) Sie »entfernte« mich schnellstmöglich aus dem Unterricht, schickte mich zum Arzt und nach Hause, sobald ich mich – arbeitswillig! – wieder in der Schule sehen ließ, und setzte in die Welt, ich sei in der Psychiatrie gelandet. Natürlich war ich nie in einer psychiatrischen Klinik und gehörte selbstverständlich auch nicht dorthin. Nach meiner »Entfernung« aus dem Unterricht sah ich allerdings auch keine Veranlassung mehr, in Bad Nauheim zu bleiben, um mich weiterhin der nächtlichen Folter auszusetzen. Ich konsultierte eine Heilerin in Holland und verbrachte bei ihr einige Wochen. Glücklicherweise hatte ich im Kollegium einen sympathischen Unterstützerkreis, der mich vor übler Nachrede schützte. Der Einfluss dieser Schulleiterin blieb – Gott sei Dank! – gering, denn sie wurde einige Monate später an eine andere Schule versetzt. Es gab von allen Seiten Proteste gegen ihren Führungsstil und ihre Inkompetenz, und dasselbe sollte sich später an der neuen Schule wiederholen. Ihre Stellvertreterin, eine äußerst sympathische Kollegin, die bei aller Sachlichkeit viel Menschlichkeit und Verständnis ausstrahlte, übernahm den Posten, als ich schon pensioniert war.

Aber auch der Kontakt zu Freunden und engeren Angehörigen wurde allmählich vom Terror überschattet. Als ich vor sieben Jahren (!) einer Verwandten am Telefon von den Vorkommnissen berichtete, erklärte sie mich zum Psychofall und bestritt ohne jede Sachkenntnis rundweg, dass »so etwas« möglich sei. Sie verspürte auch in all den

Jahren danach nicht das Bedürfnis, sich über dieses Thema zu informieren. So schlief nach der offenen Stigmatisierung als »Psychofall« dieser Kontakt ein. Nach sieben Jahren, an meinem Geburtstag, gratulierte sie mir telefonisch und ergriff die Gelegenheit, mich erneut zu gemahnen, dass es »so etwas« nicht gibt, dass Nachrichten darüber im Internet allesamt frei erfunden seien und dass ja nichts davon in der Zeitung stünde! Meine körperlichen Gebrechen seien einfach nur Alterserscheinungen, mit denen habe man sich abzufinden! Damals zeigten sich schon erste Voranzeichen des Herzinfarktes im EKG – der Arzt sprach von einer »Verlagerung« des Herzens. Als mich meine Verwandte dann zu einer Familienfeier einladen wollte, sagte ich ab. Den Brief, den ich damals schrieb, möchte ich hier dokumentieren:

Liebe XY,

danke für Deine Einladung, aber nach Verwandtschaftsbesuchen ist mir momentan nicht zumute. Ich leide nämlich gerade unter dem Höhepunkt meiner Wahnidee! Die Ärzte haben eine Verlagerung des Herzens festgestellt, die normalerweise nur nach Aufprallunfällen diagnostiziert wird. Nun erhalte ich ja schon seit Jahren schwere Schläge in den Brustbereich, aber das ist ja der Wahn einer Verrückten! Jetzt zeigt sich ein kartoffelgroßes Hämatom mit Schwellung am Oberarm. Meine Physiotherapeutin meinte dazu, man müsse mindestens fünf Faustschläge erhalten, bis sich ein solcher Knollen bildet – aber sicherlich ist das alles nur Produkt meiner kranken Fantasien! Vielleicht habe ich mir die Schwellungen und die blauen Flecken auch selbst beigebracht? Bei Verrückten kann man das nie wissen!

Und stelle Dir vor – jetzt bilde ich mir ein, ich erhielte Schläge in die Magengrube! Ein Würgeanfall, ein bitterer Geschmack im Mund, der Magen scheint sich umzudrehen – alles psychisch! Und noch so eine verrückte Idee: Ich bilde mir ein, dass die Schläfe angezielt wird und dass ich danach ständig Kopfschmerzen habe. Vielleicht wollen sie mit dem Kopf etwas Ähnliches machen wie mit dem Herzen, das sich verlagert hat, aber wohin soll sich denn das Gehirn verlagern? Ja, mit derlei unnötigen Sorgen muss ich mich zurzeit herumschlagen, obwohl sie doch nur auf Wahnvorstellungen beruhen. Das hast Du doch schon vor Jahren per Ferndiagnose treffsicher ermittelt!

Noch immer will ich nicht begreifen, dass meine gelähmten Zehen und meine schmerzenden Gelenke Alterserscheinungen sind. Wir werden doch alle nicht jünger! Nachts höre ich zudem noch Morsetöne, Stimmen und sehe Licht. Es ist höchste Zeit, psychiatrische Hilfe zu suchen!

Ja, ein psychischer Wahn kann Hämatome hervorrufen, das Herz verlagern, kann dunkle Kombis und Männer mit Schirmkappen erscheinen lassen, und er kann sogar so ansteckend wirken, dass auch Nachbarn solche »Phänomene« beobachten!

Gruß Felicitas

Manchen engstirnigen Reaktionen konnte ich nur noch mit bitterstem Sarkasmus begegnen, wie dieser Brief zeigt!

Noch verbreiteter als die hier geschilderte Konfrontation ist beim durchschnittlichen, uninformierten Bürger allerdings das Weghören und Ignorieren, die »Mauer des Schweigens«. Es kostet die Betroffenen schwere Überwindung, die erlebten Folterungen und Misshandlungen zu beschreiben oder über die Zurückweisung durch die Polizei zu sprechen. Sie erkundigen sich nach Beratungsstellen, Messtechniken oder physikalischen Instituten. Schweigen. Sie nehmen allen Mut zusammen und fragen erneut nach. Schweigen – und dann, nach einer längeren Pause: »Gehen Sie zu einem Psychotherapeuten!«

Ich kann inzwischen nachvollziehen, dass es unsere lieben Mitmenschen nicht wahrhaben wollen, dass elektromagnetische Strahlung zu Folterzwecken missbraucht werden kann. Was ich allerdings nicht verstehen kann, ist die Totalverweigerung des Diskurses und der Auseinandersetzung mit dem Thema überhaupt. Ich vermute, dass dies einerseits auf Unwissenheit beruht, dass diese »Blauäugigkeit« aber auch andererseits mit dem gesellschaftlichen Prestige der Naturwissenschaften und des technischen Fortschritts verbunden ist.

Der Mensch des späten Mittelalters und der frühen Neuzeit studierte die Gesetze der Natur, um den Bauplan und die Schöpfungsprinzipien Gottes zu entdecken. Indem er die Messbarkeit der Welt auslotete, erkundete er göttliche Gesetzmäßigkeiten. Die Naturwissenschaften waren »objektiv« – ihre Ergebnisse wurden in Axiomen und Lehrsätzen zusammengefasst, die nachprüfbar waren und unter gleichen Bedingungen immer und überall Gültigkeit besaßen. In der Aufklärung setzten zahlreiche Denker und Philosophen technische Innovation gar mit der voranschreitenden moralischen Entfaltung der Menschheit insgesamt gleich und entwickelten so eine lineare Fortschrittsperspektive in der Historie. Auch in den ökonomischen Theorien heutzutage koppeln wir noch immer technische Errungenschaften mit Modernität, Wachstum, Wohlstand und ökonomischer Rationalität. Folgerichtig genießen Forscher und Wissenschaftler, die sich in den Dienst der exakten Wissenschaften stellen, den Ruf, »Wohltäter der Menschheit« zu sein. Trotz aller Umweltprobleme, trotz kapitalistischer und militärischer Verzerrungen und Skandale erscheint es uns noch immer unvorstellbar, dass technisches Wissen gegen den Menschen verwendet werden könnte! Es ist tatsächlich gelungen, die negativen Konnotationen in den mythenbesetzten Science-Fiction-Bereich abzudrängen, wo Außerirdische, Anarchisten, Fundamentalisten, Besessene, Irre, Hexer oder – ganz schlicht! – die »Bösen« im Reich der Imagination ihre bedrohlichen und gefährlichen Pläne schmieden. Gleichzeitig werden auf realer, gesellschaftspolitischer Ebene Kritiker der Entwicklung als weltfremde Maschinenstürmer, als verschrobene Spinner oder als abgehobene »Müslis« diffamiert. Ob wir den Rasierapparat mit Radio, den klingenden Klodeckel oder den elektrischen Apfelschäler nun benötigen oder nicht – es gilt, die letzte Bastion, die Konsumfreiheit, gegen diese subversiven Gruppierungen verschiedener Couleur zu verteidigen. Selbst die hirnrissigste Innovation sichert immerhin noch Arbeitsplätze! Dies ist das vorherrschende Denkmuster!

Wir halten die Methoden von Naturwissenschaft und Technik für »objektiv« – über Axiome diskutiert man nicht. Dabei sind wir als Laien kaum in der Lage, die »wissenschaftlichen« Grundlagen einer Studie angemessen zu beurteilen. Dies lässt sich am Beispiel der Lund-Studie zeigen. Im Jahre 1999 legten schwedische Forscher nach langjährigen Tierversuchen mit Ratten der Öffentlichkeit ihr Ergebnis vor: Schon nach relativ niedriger Belastung mit Hochfrequenzstrahlung ließen sich pathologische Hirnveränderungen (Mikroödeme) bei den Versuchstieren nachweisen, die durch die Öffnung der Blut-Hirn-

Schranke hervorgerufen wurden. Ein Jahr später kam aus Japan die »Gegenstudie« mit weniger Tieren und unter nicht vergleichbaren Voraussetzungen, die angebliche methodische Mängel »korrigierte« und zu weitaus harmloseren Schlussfolgerungen gelangte als die Lund-Studie. Mit diesem entschärften Ergebnis sollte die alarmierte Öffentlichkeit ruhiggestellt werden! (7) Wer unterzieht schon die empirischen Forschungsgrundlagen einer genaueren Analyse? Auch die Frage nach finanziellen und personellen Verflechtungen zwischen Profitunternehmen und öffentlichen Behörden, die beispielsweise Grenzwerte festlegen, stellen wir gar nicht erst. In vordemokratischer Gottergebenheit überlassen wir den »Fachleuten« Entscheidungen, die unsere Gesundheit, unseren Alltag und die Zukunft unserer Kinder grundlegend berühren.

Wer es wagt, öffentlich über die Folter mit elektromagnetischen Waffen zu sprechen, durchbricht all diese Tabus und erregt öffentliches Ärgernis. Er oder sie stellt illusionäre Heile-Welt-Vorstellungen infrage und zwingt zu einer Überprüfung überkommener Denkstrukturen. Die »Mauer des Schweigens« ist nichts anderes als eine Bastion der Hilflosigkeit, die auf der Weigerung beruht, die Komplexität technischer Innovation in der heutigen Zeit zu erfassen und überkommene Glaubenssätze kritisch zu überprüfen.

Kapitel 6: Was ist »wahrscheinlich?«

In einer solchen Extremsituation sieht man sich gezwungen, unter den Freunden und Freundinnen die Spreu vom Weizen zu trennen. Vermeintliche Loyalitäten zerbrachen, neue Bindungen entstanden und stabilisierten sich. Ich hatte viele buddhistisch inspirierte Bekannte, kann aber leider nicht sagen, dass sich ihr Verhalten wesentlich von den oben beschriebenen eingeschliffenen Reaktionsmustern der Durchschnittsbürger unterschied – im Gegenteil! Oft führte das mechanistische Verständnis von Karma und Schuld diese Dharma-Anhänger zu einer verbohrten »Du-bist-ja-selber-schuld-Mentalität«, die ich als herzlos empfand und die der christlichen Auffassung von Sünde und Schuld verblüffend ähnelte. Je nach »Steckenpferd« sahen Vertreter der Esoterikszene in meinem Fall sogar »Außerirdische« oder »erdgebundene Seelen« am Werk. Eine Psychotherapeutin tippte auf eine erweiterte Wahrnehmungsfähigkeit im Traum, die mich angeblich weit entfernte Kriegsschauplätze sehen und fühlen ließe und einmal wurde die Frau meines ehemaligen Freundes bezichtigt, mich aus Eifersucht mit Schwarzer Magie aus der Ferne zu traktieren. Diese medialen Berater und Beraterinnen der Esoterikszene hielten mit eiserner Rigidität an der Unfehlbarkeit ihrer jeweiligen »Diagnose« fest.

Wenn ich hingegen auf dem Realitätsgehalt meiner Geschichte beharrte und sagte, ich sei wie mindestens hundert andere Personen Angriffsziel einer kriminellen Gruppe, dann antworteten die von sich überzeugten »Spiritualisten«: »Das ist doch sooo unwahrscheinlich!«

Wirklich? Ist es so unwahrscheinlich, dass kriminelle Netzwerke Langzeitfolterprogramme mit modernen Waffen ausklügeln und durchführen, um deren Wirkungsweise auf Menschen zu testen? Ist es so unwahrscheinlich, dass sie zu diesem Zweck ausgewählte »Versuchskaninchen« Tag und Nacht verfolgen, um eine kontinuierliche Besendung zu garantieren? Ist es so unwahrscheinlich, dass sie dabei das Informationsdefizit und die Technikgläubigkeit der Öffentlichkeit strategisch nutzen? Ist es so unwahrscheinlich, dass sie testen, welche Strahlungsintensität letztendlich zum Tode führt?

Bedenken Sie jetzt bitte, dass die oben beschriebenen Waffen in leicht transportierbarer Form frei verkäuflich auf dem Markt feilgeboten werden. Das behaupte nicht ich, das stellt ein Expertenteam anerkannter Professoren im Gefahrenbericht des Innenministeriums fest. Bedenken Sie ebenfalls, dass man mit dieser Technik Menschen in ihren Privatwohnungen belauern, belagern, abhören und besenden kann, ohne dass der oder die Betroffene weiß, wie, wann oder durch wen dies geschieht. Bedenken Sie weiter, dass damit Menschen zu Tode gebracht werden können, ohne dass jemand auch nur den leisesten Verdacht auf einen Mordfall schöpft. Und vergegenwärtigen Sie sich, dass sich der Täter in absoluter Sicherheit wiegen darf, zumindest hierzulande!

Wie hoch ist die Wahrscheinlichkeit, dass sich Leute finden, die von dieser neuen Technik auf verbrecherische Weise Gebrauch machen, besonders dann, wenn sich damit viel Geld verdienen lässt? Dass aus moralischen und ethischen Gründen auf den Missbrauch dieses technischen Potenzials verzichtet wird, erscheint mir angesichts unserer gesellschaftlichen Realität leider eher »unwahrscheinlich«.

Untersuchen wir nun das in der Esoterikszene so beliebte Konzept der »erdgebundenen Seelen«, weil es von dieser Seite fast gebetsmühlenartig an die Strahlengeschädigten herangetragen wird!

In allen Weltreligionen glaubt man an das Weiterleben der Seele nach dem physischen Tod. Was aber geschieht, wenn sich die Seele an die körperliche Existenz klammert, die Weiterentwicklung verweigert, vor dem nächsten Schritt zurückschreckt? Oft ist, so wird gesagt, ein plötzlicher Schock, ein gewaltsamer Tod, eine starke Leidenschaft oder eine starke Fixierung an Geld, Macht oder Menschen Ursache für die Anhaftung an die physische Welt über den Tod hinaus.

Es gibt sensitive Personen, die mit diesen körperlosen Wesen Kontakt aufnehmen und ihre Botschaften verstehen können. Die mehrfach qualifizierte englische Pharmazeutin, Psychiaterin, Chirurgin und spirituelle Heilerin Doktor Brenda Davies, die in Sambia lebt und regelmäßig zur Ausbildung von Heilern und Heilerinnen nach Berlin kommt, nimmt diese Wesen wahr und vermag es, sie von ihrer

Anklammerung zu befreien und »ins Licht« zu führen. (8) In allen Kulturen gibt es zahllose Berichte darüber, wie diese erdgebundenen Wesenheiten auf das menschliche Leben einwirken und wie sie sich bemerkbar machen. Offensichtlich können sie im Extremfall sogar eine Person »besetzen« und diese so beeinflussen, dass sie die Kontrolle über ihre Entscheidungs- und Willensfreiheit zu verlieren scheint. Ob die Kontaktaufnahme mit körperlosen Energien dieser Art sinnvoll ist, bleibt auch in den verschiedenen religiösen Systemen umstritten. Ein indischer Guru warnte im Gespräch davor, leichtfertig die Schranke zwischen den Verstorbenen und den Lebenden zu überschreiten. Allein im Traum sei eine Kommunikation zwischen den beiden Welten erlaubt, schränkte er ein.

»Erdgebundene Seelen« schrecken in einem Zustand der Angst und Begrenzung vor der Weiterentwicklung zurück und klammern sich deshalb an das physische Dasein.

Ich stelle die Existenz übersinnlicher Phänomene dieser Art keineswegs infrage. Ich halte es auch für möglich, dass höhere geistige Wesenheiten durch ein menschliches Medium sprechen, so wie Jane Roberts beispielsweise die Botschaften von Seth entgegengenommen hat. Sie fiel in Trance und diktierte mehrere Bücher über sehr spezielle Wissensgebiete, die ihrem »Normalbewusstsein« völlig fremd waren. Tatsächlich ist das Seth-Material aus meiner Sicht eine großartige, außergewöhnlich authentische Quelle des Wissens und der Lebenshilfe und zeigt auf überzeugende Weise, dass im entgrenzten Zustand die Kommunikation mit anderen Erfahrungswelten nicht nur möglich, sondern auch außerordentlich nutzbringend für die Menschen ist. Jane bezeichnete die Persönlichkeit Seth, die durch sie sprach, als »ein Wesen, in zeitlosen psychischen Welten beheimatet, das seine Botschaften in unsere zeitgeprägte Welt sendet«. (9)

Wenn man jedoch – wie viele Esoteriker – eine erschreckende Foltererfahrung wie die meine in die Transzendenz verlagert, so schafft man sie buchstäblich »aus der Welt«. Man verlagert die Ursache menschlichen Leidens im Hier und Jetzt in ferne Zwischenwelten und verzichtet darauf, sich mit den negativen Begleiterscheinungen technischer Errungenschaften und den aktuellen Fragen unserer Zeit sinnvoll und verantwortungsvoll auseinanderzusetzen. Ich habe über die Jahre hinweg genug Beobachtungs- und Beweismaterial zusammengetragen, um mit Überzeugung vertreten zu können, dass es sich bei meinen Verfolgern keineswegs um »körperlose Wesenheiten« handelt. Es handelt sich um Menschen, und diese Menschen sind von der Idee besessen, andere zu beherrschen, zu quälen, zu unterwerfen, zu demütigen, zu foltern und sogar zu ermorden. Mit diesem Ziel erproben sie neuartige Waffen und üben sich im Psychoterror. Mit ihren merkwürdigen Musikeinlagen, ihren verzerrten Chorälen und fanatisierten Sprechchören versuchten sie aber in der Anfangsphase, an esoterische Klischees anzuknüpfen, um sie spöttisch zu verhöhnen.

Kapitel 7: Die Banalität des Bösen

Nach dem Siemensskandal hatte ich mit einem Politiker hier in Berlin ein Gespräch über die illegalen Machenschaften dieses Konzerns, die allmählich in den Presseberichten durchsickerten. Ich empörte mich über das Ausmaß der Korruptionsaffäre und daraufhin verkündete der Mann leutselig: »Wissen Sie, meine Frau ist Lehrerin wie Sie! Wir leben im ländlichen Raum und jetzt, zur Spargelzeit, kommt es schon mal vor, dass einer der Schüler meiner Frau morgens vor dem Unterricht ein Päckchen Spargel in die Hand drückt und sagt: Hier, nehmen Sie! Habe ich heute früh frisch für Sie gestochen! Sie nimmt dann dieses Geschenk an, aber eigentlich darf sie das nicht. Siemens hat nichts anderes gemacht als dieser Schüler!«

Mir blieb die Spucke weg. Nicht nur, weil hier in jovialer, scherzhafter Tonlage die weltweit getätigten Schmiergeldzahlungen im Wert von 1,3 Milliarden Euro mit einem Päckchen Spargel verglichen wurden! Weitaus gravierender erschien mir, dass die antidemokratischen Bestrebungen wie die Aushöhlung der Arbeitnehmervertretung durch eine Scheingewerkschaft, der verschwörerische Korpsgeist der »Siemensianer«, die Kontakte zum BND etc. unerwähnt blieben. (10)

Schönfärberei und Verharmlosung sind im politischen Bereich typische Reaktionen auf skandalöse Vorkommnisse geworden. Ereignisse werden nicht reflektiert; man zieht keine Lehren daraus. Diese Denkunfähigkeit und »Vergesslichkeit« geht einher mit moralischer Verflachung und ethischer Desorientierung. Wenn ein Skandal auf den anderen folgt, wird die Übertretung von Gesetzen tendenziell zum Normalfall. Völlig ausgeklammert werden Anstand, Gewissen und Verantwortlichkeit – es geht nur noch darum, sich mit Lügen geschickt aus der Affäre zu ziehen!

Zumal in Krisenzeiten glaubt man, sich eine moralische Grundorientierung nicht leisten zu können. Dass Behörden mit Daten verantwortungslos umgehen und dass Journalisten vom BND bespitzelt werden, hat wenig Relevanz im Vergleich zu den ökonomischen »Sachzwängen«, die nicht infrage gestellt werden dürfen. Jetzt werden

Wettbewerbsfähigkeit und der Erhalt der Arbeitsplätze zu primären »Sachzwängen«, und allmählich wird es auch zum »Sachzwang«, für weniger Geld härter zu arbeiten. Was zählen dagegen Freiheitsrechte oder ein »nostalgischer« Begriff wie »soziale Gerechtigkeit«! Die Angst vor der Rezession wird zu einer politischen Waffe, denn sie erhöht den Anpassungsdruck.

Hannah Arendt nahm 1961 am Eichmann-Prozess in Jerusalem teil und prägte daraufhin den Begriff »Banalität des Bösen« (11). Für die Philosophin war der Massenmörder Eichmann erschreckend »normal«, ein neuer Verbrechertypus, der die Konsequenzen des eigenen Handelns nicht zu erkennen schien und dem es an Selbstreflexion, Denkfähigkeit und Gewissen gebrach. Für Hannah Arendt wird durch Leute wie Eichmann »das Böse« Bestandteil unauffälliger, banaler Alltagsnormalität.

In einem gesellschaftlichen Klima, wo der ethische Grundkonsens allmählich aufweicht und Gesetzesverstöße mit Schönfärberei legitimiert werden, finden »Verbrecher mit weißem Kragen« ideale Bedingungen vor. Wo es »unmodern« wird, über die Konsequenzen des eigenen Handelns nachzudenken und sein Tun verantwortungsbewusst zu vertreten, gewinnt »die Banalität des Bösen« an Terrain.

Die grausamen Folterknechte, die ihr Opfer quälen, misshandeln und bis ins Krankenhaus hinein zu Tode hetzen, sind die netten Jungs von nebenan, der brave Nachbar, der erfolgreiche Geschäftsmann, der strebsame Student. Das »Böse« ist keine metaphysisch-abstrakte Kategorie, es ist auch nicht in fernen Zwischenwelten beheimatet. Es ist die alltägliche Grausamkeit, Abstumpfung und Verrohung im Hier und Jetzt, die sich allmählich herausschält und hervorragend gedeiht, wenn ethische Grundlagen erschüttert werden. Diese Haltung ist widermenschlich und blind gegen Leiden und Qual.

In der deutschen Geschichte wurde immer wieder die Frage gestellt, unter welchen Bedingungen Grausamkeit und Verrohung, totaler Mangel an Empathie und ein Höchstmaß an Skrupellosigkeit entstehen können, und oft hat man in den äußeren Verhältnissen die Ursache gesucht. Sind es Kriege und leidvolle Entbehrungserfahrungen, die Menschen zu kalten, erbarmungslosen Mördern machen? Ist es die jahrzehntelange Erziehung zu blindem Gehorsam, die jede Eigenverantwortlichkeit im Keime erstickt und gewissenlose Befehlsempfänger heranwachsen lässt, die nichts anderes kennen als Unterwürfigkeit und Gefolgschaft? Oder ist es die Angst vor äußerer Bedrohung, die im Überlebenskampf zum Einsatz der letzten Mittel drängt, auch der moralisch verabscheuungswürdigsten?

All dies trifft in dem hier geschilderten Fall nicht zu. Diese Mörderbanden leben im materiellen Wohlstand, nicht unter Extrembedingungen. Sie haben eine Erziehung genossen, die dem Anspruch nach auf Toleranz, Grundrechten und Demokratie basiert. Die Täter foltern harmlose Menschen, die nichts weiter wollen als ruhig schlafen, gesund leben und normal arbeiten – sie stehen keinem bewaffneten, entschlossenen Feind gegenüber, der ihr Leben bedroht. Auch der psychologische Erklärungsansatz vom Aggressionsstau, der sich plötzlich und unkontrolliert entlädt, kann hier nicht herangezogen werden, denn diese mobilen Einsatzkommandos sind gut organisiert und wenden ein geplantes, allmählich gesteigertes Folterprogramm an, das auf Jahre hin angelegt und von langer Hand geplant ist.

Woher also rührt die menschenverachtende, zynische Grausamkeit, mit der elektromagnetische Anschläge gegen Menschen durchgeführt werden? Welche Motive stehen dahinter? Welcher Tätertypus wird hier erkennbar? Für mich als Betroffene ist eine sexistische Hinterhältigkeit, durchsetzt mit technischen und sadistischen Machtfantasien, deutlich zu fühlen. Es ist die heimtückische Offensive feiger, verklemmter Männer, die im Dunkeln ihren fanatischen Machtrausch und Überlegenheitswahn ausleben.

Erst nach Jahren habe ich mir eingestanden, dass dies ein Überlebenskampf ist und dass ich mich in einer Extremsituation befinde. Alle Abwiegelungen, Beschwichtigungen, Verharmlosungen, Banalisierungen, Trostpflästerchen und »wohlgemeinten« Ratschläge meiner Mitmenschen gingen an der Sache vorbei und wirkten wie tödliches Gift, denn sie lähmten meine Aktivität, meine Widerstandskraft und meine notwendige Selbstverteidigung. Früher hatte ich sehr viel Wert auf die Meinung anderer Leute gelegt – jetzt plötzlich musste ich erkennen, dass mich dieser Konformitätsdruck und diese Beeinflussung schwächten, ja, dass sie mich meinen Mördern letztendlich auslieferten. Ich musste mich von all dem kleinbürgerlichen Geschwätz um mich herum lösen, denn ich schwebte in Lebensgefahr. Ums Überleben zu kämpfen ist Teil unserer Menschenwürde, die wir uns nicht absprechen lassen, auch wenn uns die schändlich im Stich lassen, die uns eigentlich schützen müssten.

Mein Rat an andere Betroffene wäre demzufolge: Lasst nicht zu, dass Folter und Verfolgung »heruntergespielt« und geleugnet werden! Lasst Euch nicht als Psychofall abstempeln! Vertraut Eurer Intuition und Eurer Wahrnehmungsfähigkeit und sorgt gut für Euch selbst, für Eure Gesundheit, Euer Wohnbefinden, Eure Interessen! Das ist die eine Seite. Die andere Seite ist jedoch noch weitaus schwieriger zu bewältigen: Die hinterhältige Folterpraxis dieser Täter ist so ekelerregend, so abstoßend, so widermenschlich, dass man sich eines gewaltigen Ansturms an negativen Gefühlen und Abwehrreaktionen kaum erwehren kann. Ich erinnere mich deutlich daran, dass in der Anfangsphase Hass und Ekel mein Gefühlsleben beherrschten und dass sie meinen misshandelten Körper buchstäblich durchbebten. Erst allmählich lernte ich, mich immer wieder von Angst und Bedrohung innerlich zu befreien und dem Gegner nicht die Macht zu geben, mich gefühlsmäßig auf seine Ebene von Gewalt und Hass herunterzuziehen. Verfolgungsjagd und Strahlenfolgen sollten nicht Tag und Nacht mein Leben überschatten! Diese Killerbande trachtet nach unserem Leben und versucht mit allen Mitteln, uns zu verstümmeln, zu schädigen, zu quälen und zu töten. Es wird ihr aber nie gelingen, das geistige Potenzial und den Überlebenswillen eines Menschen zu zerstören.

Kapitel 8: Die Heilerin

Als ich beruflich nicht mehr an Bad Nauheim gebunden war, fuhr ich zu einer bekannten Heilerin nach Holland, bei der ich eine Zeit lang wohnen konnte. Ich schlief nachts in einer Dreierwohngemeinschaft und war während meines Aufenthalts dort in Sicherheit. Es gab keine Angriffe. Wie erholsam das war!

Ich kannte Sofi seit einigen Jahren und war schon früher Zeugin ihrer erstaunlichen Heilerfolge gewesen. Viele ihrer Besucher und Besucherinnen hatten als »hoffnungslose Fälle« das Vertrauen in die Schulmedizin verloren und griffen nun nach diesem letzten Rettungsanker der »Geistheilung«.

Mir zeigte die zweifache »Professorin für Biomedizin« und »Professorin für Alternativmedizin« damals, wie man eine aussichtslose Situation in eine neue Lernchance transformieren kann. Anstatt in Bad Nauheim in Verzweiflung zu versinken und über mein Elend zu jammern, hatte ich nun die wunderbare Gelegenheit, die alltägliche Arbeit einer Heilerin mitzuerleben und mich in ihrem Hause nützlich zu machen. Aber nicht nur das! Was ich von Sofi in jenen Wochen lernen durfte, bezog sich nicht nur auf die aktuelle Bewältigung meiner Krise, sondern ergriff sämtliche Lebensbereiche und grundsätzlich auch meine geistige Orientierung, meine Ausrichtung in diesem Leben. Sie murmelte etwas von »Psychoangriff« und »Babylon« bei mir zu Hause, aber sie gab mir keine Gelegenheit, die gesamte Geschichte zu erzählen. Das irritierte mich zunächst. Erst, als ich in den Sitzungen mehr über ihre Philosophie erfahren hatte, verstand ich die tieferen Beweggründe.

Die russische Heilerin glaubte fest an die magische Kraft des Wortes und an die lebensgestaltende Energie der Gedanken. Wir haben die Gewohnheit, ohne Ende über das eigene Unglück zu lamentieren und Worte, Gedanken und geistige Kraft an das zu verschwenden, was uns immer tiefer in eine Abwärtsspirale führt. Wir wollen nicht sehen, dass wortreiche Ergüsse und eine panisch verkrampfte Suche nach der Lösung den negativen Kräften Energien zuführen und sie letztendlich verstärken. Sofi hingegen war grunds‹ätzlich positiv ausgerichtet und ließ Konflikte oder Schwierigkeiten entweder gar nicht erst entstehen oder gab ihnen keinen Raum. Augenzwinkernd bezeichnete sie sich zuweilen als »Königin«, und dies verstand sie so: »Ich sehe das Leiden. Wenn ich mich nicht selbst aufbaue und als ›Königin‹ bezeichne, gleite ich ab ins Jammern, ins Klagen, ins Bedauern, so wie ihr das tut.«

Von zentraler Bedeutung waren die zwei Meditationssitzungen jeden Tag, zu denen man sich in der mit Blumen und Bildern geschmückten Halle versammelte. Die Heilerin sah sich als Energiekanal und schritt von Besucher zu Besucher, während ihre Hände manchmal leicht und fast unmerklich die Schulter oder die Arme der Meditierenden berührten. Die Gäste verspürten die heilende Energie als Wärmegefühl oder als leichten Druck, manch einer empfand sogar einen »rasenden Schmerz« an der kranken Körperstelle oder sah Lichtphänomene. In dem biomagnetischen Feld, das im Raume entstand, wurden körperliche Blockaden schmerzhaft spürbar, während gleichzeitig Gedanken und Wunschbilder der Anwesenden mit konzentrierter Kraft, wie ein einheitlicher energetischer Strahl, zusammenwirkten. Auch hier vertraute Sofi voll und ganz auf die Heilwirkung des »Herzensfeuers« und auf die »gewaltige Energie der inneren Kraft«: »Ich heile Seelen und stärke den Glauben an sich selbst. So werden seelische Mechanismen in Gang gesetzt, die den Körper heilen.« Sie warnte nachdrücklich davor, sich ständig mit der Krankheit zu beschäftigen, denn pessimistische Gedanken könnten eine überwundene Krankheit innerhalb von Stunden wieder aufleben lassen. Stattdessen sind Musik, Lachen und Spaß die wichtigsten »Medikamente«. Ich erinnere mich an einen krebskranken Besucher, der nach einer Woche sagte: »Wenn man in Sofis dunkle Augen blickt, wird man ganz ruhig. Hier vergesse ich all meine Probleme. Ich habe eine Woche lang fast nur gelacht. Aber jetzt frage ich mich, wie es wird, wenn ich wieder nach Hause komme.«

»Jeder ist Schöpfer seiner Gesundheit und seines Schicksals«, lehrte die Heilerin. »Krankheit resultiert oft aus der Zerrissenheit zwischen dem, was man denkt, sagt und tut.« Eine tückische Falle im Leben ist außerdem die Angst: »Angst ist ein Käfig. Leben mit Angst ist Leben gegen Gott. Man sollte nicht mit der Angst leben, sondern mit Gott. Aber mit Gott ohne Zwischensteckdose!«

Von unschätzbarem Wert waren die Gespräche, die im Anschluss an die einstündige Heilmeditation stattfanden. »Gott ohne Zwischensteckdose« bedeutete für die weise Professorin, sich nicht an Amulette, Wahrsagerei oder Prophezeiungen zu hängen. Es bedeutete auch, die Kirchen als von Menschen geschaffene Institutionen zu erkennen: Sie selbst wurde von ihrem Vater als Atheistin erzogen, wandte sich dann der jüdischen Religion zu und hat sich auch intensiv mit dem Christentum und dem Islam auseinandergesetzt. »Alle Religionen sind der Spiegel Gottes«, lehrte sie, »aber Gott lebt in den Herzen.« Sie plädierte für ein »verständiges Herz«, das direkt mit Gott in Kontakt tritt: »Gott braucht deine Hilfe, so wie du ihn brauchst. Das ist ein ständiger Austausch. Besser ein direktes Verhandeln mit Gott als über Zwischensteckdosen wie Rituale, Kerzen oder Brandopfer. Wir können ihm direkt sagen, dass wir ein gleichberechtigtes Verhältnis wünschen und dass wir Freude im Leben haben wollen. Das Gefühl, ich mache etwas falsch, muss gelöscht werden. Es ist besser, Gott als Freund zu behandeln, und Freunde wollen, dass es dem anderen gut geht.«

Ich habe noch nie einen Menschen getroffen, der so in der Bibel, dem Alten und dem Neuen Testament, verankert war wie die jüdische Heilerin aus Usbekistan, die 1977 zuerst nach Berlin, dann nach Düsseldorf gekommen ist und sich später in der geschäftigen holländischen Grenzstadt Venlo niedergelassen hat. Ihre Art der Bibelauslegung war jedoch nie theoretisch, sondern wie eine Art Nachschlagewerk zur Lebenshilfe immer auf die Situation des Fragenden bezogen. Mit intuitivem Gespür machte sie in der Bibel genau die Textstellen ausfindig, die einem Besucher oder einer Besucherin »auf den Leib geschrieben« waren und ihm oder ihr weiterhalfen. Es wird mir immer unauslöschlich in Erinnerung bleiben, wie sie für mich Jesaja 49, »das zweite Lied vom Gottesknecht« aufschlug und zitierte: »Zur Zeit der Gnade will ich dich erhören, am Tag der Rettung dir helfen. Ich habe dich geschaffen und dazu bestimmt, (…) den Gefangenen zu sagen: Kommt heraus!, und denen, die in der Finsternis sind: Kommt ans Licht!«

Beeindruckend war auch das soziale Engagement der vielfältig begabten Rosenzüchterin, die früher ein russisches Restaurant in Berlin betrieben hat. Sie war Autorin mehrerer Bücher, die sie verschenkte, Leiterin des Vereins »Lebensfreude« und beschäftigte in ihrem gastfreundlichen Hause einige Leute, die als »Problemfall« auf dem Arbeitsmarkt Schwierigkeiten hätten, eine Stelle zu finden.

Zu ihnen zählte damals auch Rudi, mit dem ich mich länger unterhielt. Mit fünfzehn hatte er angefangen, Drogen zu konsumieren und mit Kokain und Marihuana zu dealen. Unter dem Einfluss der Drogen brach er seine Mechanikerlehre ab. Er sei nicht in der Lage gewesen, Konflikte ruhig und sachlich mit seinem Arbeitgeber zu regeln, erklärte er. Um sich auf der Straße durchzusetzen, wollte er hart und unempfindlich werden. Dort kreiste das Denken um den Zwangszusammenhang Geld/Droge. Auf diesem Trip verlöre man jedes Zeitgefühl und die Rücksichtsnahme auf andere. Seine Freundin konnte seine zunehmende Charakterveränderung nicht verstehen und verließ ihn. Es waren seine Eltern, die ihn einluden, sie zu den Heilmeditationen zu begleiten. Rudi besuchte insgesamt vierzehn Sitzungen und erkannte, dass er mit den Drogen eine Mauer um sich gebaut und Gefühle wie Wärme, Nähe, Liebe und Geborgenheit tief in sich vergraben hatte. Er habe »die Realität auf den Kopf gestellt« und sich von seiner ursprünglichen Sensibilität, die seine Kindheit noch stark prägte, weit entfernt, gestand er. Zum Zeitpunkt unseres Gesprächs arbeitete er als Bauhelfer an der Renovierung einer Villa mit, die Sofi gekauft hatte.

Der Aufenthalt in Venlo hat mir völlig neue Dimensionen eröffnet: Trotz ihres Welterfolgs und ihrer außergewöhnlichen Fähigkeiten war diese Heilerin eine »normale« Frau geblieben, die schöne Kleider und gutes Essen liebte, manchmal herumalberte, kichernd Witze erzählte und auch mal mit Augenzwinkern und einem verwegenen Lächeln das schnelle Auto auf Höchstgeschwindigkeit brachte. Ihr ansteckender Humor entkrampfte jede peinliche Situation. »Heiligenkult« oder Überheblichkeit, mystisches Brimborium oder intellektuelle Anmaßung lagen ihr völlig fern. Einmal wandte sie sich empört an mich und klagte: »Die wollen aus mir eine Heilige machen! Ich bin aber keine Heilige!« Und doch verstand sie die universellen Gesetze wie keine andere und lebte sie uns Tag für Tag vor.

Mit ihr und Rosalyn Bruyere, einer amerikanischen Heilerin, lernte ich in jenen Tagen zwei Frauen kennen, die nicht in Frontstellung zur herkömmlichen Schulmedizin traten, sondern für ein komplementäres, sich ergänzendes Verhältnis plädierten. Ihre Art zu lehren war unkompliziert, aber symbolträchtig. So erklärte Sofi eines Tages: »Jesus hat gesagt: Ich heile Euch! Er hat alles auf sich genommen. So stark will ich nicht werden! Aber ich weiß, was ich bin! Eine Änderungsschneiderin! Ich ändere dein Kleid, wenn es zu alt geworden ist. Vor Gott bist du eine Prinzessin, sein Wunschkind. ER kleidet seine Kinder nicht in alte Klamotten. Ich werde als Designerin einen Entwurf machen. Ich will nicht Heilerin, Telepathin oder Paramedizinerin sein – ich will schöne Kleider machen!«

Marianne aus Köln hatte Brustkrebs, der nicht rechtzeitig erkannt wurde. Sie unterzog sich einer Chemotherapie und litt unter Depressionen. Als sie nach Venlo kam, war sie schon auf dem Weg zur Rekonvaleszenz, und Sofi traf – wie immer – den Nagel auf den Kopf, als sie zu ihr sagte: »Du bist ganz gesund, brauchst aber Kosmetik für die Seele.« Sie beriet und unterstützte Marianne über Jahre hinweg und inzwischen ist alles ausgestanden. Marianne wirkte auf mich lebensfroh, ausgeglichen und in Balance mit sich selbst. Die Heilerin erkannte die energetische Ursache der Krankheiten und setzte an der geistigen Orientierung an. Auch ich selbst bin fest davon überzeugt, dass unsere Ideen, Glaubenskonzepte, Gedanken und die damit verbundenen Gefühle einen Energiestrom bilden, der uns umgibt und der die materielle und körperliche Realität entscheidend prägt. So war die Begegnung mit Sofi ein wichtiger Wendepunkt in meinem Leben, der mich lehrte, die Verfolgungsjagd anders zu sehen als bisher.

Kapitel 9:
Die Rekrutierung neuer Folterknechte

Sicherlich war Mario dafür bezahlt worden, die Wohnung in der vierten Etage über ein Jahr lang leer stehen zu lassen. In dieser Zeit hatten die Täter eine ideale Operationsbasis, um mich pausenlos und aus unmittelbarer Nähe zu beobachten und zu attackieren. Es waren deutlich wahrnehmbare Schritte und Geräusche zu hören – offensichtlich hatte die Bande die leer stehende Wohnung in Beschlag genommen. Danach schrieb die Hausverwaltung das Zweizimmerapartment zwei Monate lang zur Vermietung aus, und gleichzeitig ergriff ich privat einige Initiativen, um einen geeigneten Nachmieter dort einzuquartieren. Leider scheiterten meine Versuche allesamt, da die Wohnung etliche Nachteile aufwies und dazu noch relativ teuer angeboten wurde. Auch in diesem Zeitraum wurden die Angriffe von dort aus fortgesetzt. Nach außen hin war die Wohnung unbewohnt: kein Licht, kein Namensschild, der Briefkasten zugeklebt.

Nur ich konnte das Knarren der Dielen, die hastigen Schritte, den Installationslärm und das Auf- oder Einrollen der Kabelschnüre hören, und nur ich allein war den nächtlichen Attacken ausgesetzt. Sie wurden oft so unerträglich, dass ich in den Hausflur floh. Ich setzte mich ein Stockwerk tiefer auf die Treppe und döste kurz ein, bis ich mit Entsetzen feststellte, dass man mich auch hier erreichte: Wieder konnte ich eindeutig feststellen, dass die Strahlung von oben kam und sogar durch zwei Etagen und die Holztreppe drang. Bei winterlichen Temperaturen war es im Hausflur zu kalt und ich flüchtete in den wärmeren Keller. Ich schloss die Tür von innen ab und lagerte auch hier auf der Treppe. Es war für die Täter kein Problem, mich sogar in diesem Versteck anzugreifen! Plötzlich entstand auf der Kellertreppe ein heller Lichtkanal, und ich beobachtete, dass ein von außen kommender Strahl die Kellertür durchdrang und auf einen der Stromverteiler an der Wand gerichtet war. Ich riss die Tür auf, konnte aber nichts erkennen. Das Gelände lag in der Dunkelheit. Hier trafen die Gärten und Hinterhöfe mehrerer Mietshäuser zusammen und diese größere, unbebaute Fläche war durch verschiedene Eingänge zu erreichen. Vermutlich hatten die Täter die Hintertür eines der angrenzenden Häuser benutzt und versteckten sich im Gebüsch. Mit Laser kann man elektrische Anlagen innerhalb eines Gebäudes aktivieren, wobei der Strahl selbst in seinem Verlauf nicht sichtbar ist. Man kann ihn aber dort sehen, wo er auftrifft.

Es braucht nicht viel Fantasie, um sich vorzustellen, wie es weiterging! Es war unwahrscheinlich, dass die Bande diese strategisch günstige Bastion freiwillig aufgab. Es zogen zwei Studenten der Technischen Universität in die Wohnung, etwa zwanzig Jahre alt, braves Aussehen, kurze Haare, zahme Musik, hübsche Freundinnen. Die beiden könnten ehemalige Schüler von mir sein oder gar meine Enkel! Es sind »angelernte« Folterknechte mit noch zaghaften und bisher weniger routinierten Methoden. Sie »üben« noch, halten sich aber genau an die Folterabfolge! Wie werden die jungen Leute für diesen »Job« angeheuert? Erzählt man ihnen die Wahrheit? Murmelt man etwas von »geheimer Mission«? Wie kann die Bande sicher sein, dass die Neulinge nichts ausplaudern? Woher weiß sie, wer »mitspielt« und wer sich angewidert abwendet, wenn er erfährt, welche »Arbeit« zu verrichten ist? Die beiden wechseln sich ab – einer ist immer in der Wohnung anwesend, manchmal kommt Besuch dazu. Trotz ihrer anfänglich vorsichtigen Vorgehensweise war es nicht schwierig, die Mittäterschaft dieser beiden Studenten herauszufinden: Zuerst verschanzte ich mich unter einem durch mehrfache Schutzvliese abgeschirmten Hängeboden. Von dort aus registrierte ich die immer stärker werdenden Versuche, den Schutz zu durchbrechen. Dann wanderte ich nachts, Matte und Decke hinter mir herziehend, vom Flur ins Schlafzimmer, vom Schlafzimmer ins Wohnzimmer, vom Wohnzimmer ins Bad, vom Bad in den Flur. Bei jeder »Wanderbewegung« setzte sich auch in der Wohnung oben jemand in Bewegung und transportierte einen schweren Gegenstand, der direkt über meinem ständig wechselnden, improvisierten Schlaflager abgesetzt wurde. Manchmal glitt er wohl aus der Hand und fiel krachend zu Boden. Dieser Krach war keinesfalls mit zufälligen Aufräumaktionen zu verwechseln! Vermutlich hatten die neuen Bewohner keine Ahnung, wie hellhörig dieses

Haus war! Sie konnten auch nicht wissen, dass ich mithilfe meiner Abschirmvliese in der Lage war, grob die Richtung zu bestimmen, aus der die Angriffe kamen. In der Fachliteratur wird üblicherweise hervorgehoben, dass die völlig desorientierten Opfer die Einstrahlung zwar schmerzhaft erleben und schnellstmöglich fliehen, selbst aber weder wahrnehmen können, woher sie kommt, noch, wer sie attackiert. Nun sind die Täter ihrerseits diesen Strahlen nicht ausgesetzt – sie lesen vermutlich theoretische Abhandlungen über die Wirkungsweise, sind aber nicht in der Rolle des Opfers. Das ist ihre »Achillesferse«, und es gibt noch andere!

Trotzdem gelang es der Bande, mich für einige Tage völlig zu verunsichern! Oben wurde eine Party organisiert. Es wurde getanzt und gelärmt bis in die Morgenstunden. Als alles vorbei war, fand ich – an meine Eingangstür geklebt – den folgenden Zettel:

»Sehr geehrte Frau Hope,
   da wir heute im 4. OG eine Party feiern, würden wir Sie bitten, uns Bescheid zu sagen, wenn Ihnen die Musik zu laut ist.
   Mit freundlichen Grüßen
   XY

Nette, höfliche Jungs, die mir einen Zettel an die Tür kleben, wenn die Party schon gelaufen ist! Dabei interessierte mich das Benehmen dieser Leute, ehrlich gesagt, nur am Rande! Stattdessen hielt ich diese Feier für eine gute Gelegenheit, ungeachtet des Lärms ein Schläfchen zu halten. Wenn viele Gäste anwesend sind, ist Strahlenfolter unmöglich, so dachte ich und wollte diese Chance nützen. Ich legte mich also recht unbesorgt hin. Um zwei Uhr nachts – das Fest war noch voll im Gange – erwachte ich mit einem Blutdruck von 110/164 nach einem gezielten und äußerst brutalen Angriff auf mein Herz. Ich hatte außerdem ein schmerzendes Druckgefühl in der rechten Schläfe und im Bauch, die linke Hand, Fuß und beide Kniegelenke waren gerötet, verkrampft und angeschwollen. Das war ein Mordanschlag des Profis, war mein erster Gedanke. Hatte ich mich getäuscht? Waren die beiden Studenten unschuldig? Kamen die Strahlen doch nicht aus der Wohnung über mir? Ich war ratlos. Am folgenden Tag machte ich eine weitere Beobachtung: Ich war – auf der Couch sitzend – unwillkürlich für kurze Zeit eingeschlafen, da traf eine schwere Attacke meine Füße. Ich experimentierte mit den Schutzsystemen, indem ich sie nicht mehr nach oben, sondern nach unten hin verstärkte, und stellte fest: Die Angriffe kamen jetzt plötzlich von unten! Später brachte ich in Erfahrung, dass die Bewohnerin des zweiten Stocks wegen eines Krankenhausaufenthalts und danach wegen eines Todesfalls für längere Zeit nicht in ihrer Wohnung war. Sich in leer stehende Wohnungen einzuschleichen ist eine »Spezialität« der Bande! Man hatte also versucht, mich zu verwirren und auf eine falsche Fährte zu locken: Die Party sollte die neuen Bewohner entlasten und meinen möglichen Verdacht entkräften. Gleichzeitig nutzte der Profi diese Gelegenheit, um einen vernichtenden Schlag gegen mich zu führen: Zu einem Zeitpunkt, da ich mich relativ unbesorgt zur Ruhe legte, griff er mich aus der entgegengesetzten, schlechter geschützten Richtung an. Die Vehemenz dieser Attacke hätte mich beinahe das Leben gekostet! Ich hatte es also nicht allein mit den beiden Neulingen zu tun, sondern auch weiterhin mit dem Profi! Als die Inhaberin der Wohnung zurückgekehrt war, übernahmen die Studenten wieder das Ruder. Streng nach Ablaufplan begannen sie mit dem linken Fuß, visierten Herz und Schläfe an und traktierten die Operationswunden und den Bauch.

Kapitel 10: Die Folterprofis

Ich musste endlich einmal wieder ungestört schlafen! Ich hatte bisher schon bei einigen Privatanbietern übernachtet, was den Vorteil hatte, dass mein Name nicht über das Check-in eines Hotels in Erfahrung gebracht werden konnte. Es ging jedes Mal einige Nächte lang gut, bis man mir offensichtlich folgte und den neuen Schlafplatz entdeckte. In einem Privatzimmer in Neukölln stand ausgerechnet die Wohnung darüber leer – ein einmaliger Glücksfall für die Täter! Die routinierte, sehr schnelle und intensive Abfolge der Folter zeigte, dass sich »der Profi« dort eingeschlichen hatte. Oder waren es sogar mehrere?

Ich hatte keine neuen Privatadressen mehr zur Verfügung, deshalb versuchte ich es wieder in einem Hotel. Ich ging am frühen Nachmittag an die Rezeption, reservierte ein Zimmer »für eine Freundin«, nannte deren Adresse und bezahlte im Voraus. Als ich abends dann das Zimmer belegte, hatte das Personal gewechselt, und alles war »schon erledigt«. Dies lief einige Nächte lang sehr gut. Einmal jedoch erkannte mich die Frau an der Rezeption wieder – der Personalwechsel hatte nicht geklappt! –, und ich musste ihr erzählen, dass meine Freundin nicht ins Hotel wolle und lieber in meiner Wohnung nächtige. Deshalb hätten wir die Rollen getauscht. Bürokratisch änderte sie den Meldezettel und prompt war mein Verfolger da! Er setzte die Folter dort fort, wo er in Neukölln aufgehört hatte: an meiner Kehle. Ich hatte am nächsten Tag geschwollene, gerötete Mandeln, und meine Stimme klang, als käme sie aus einem Wolfsrachen!

Trotzdem setzte ich diesen Trick ein weiteres Mal ein, doch jetzt passierte Folgendes:

Ich hatte mittags bereits reserviert und bezahlt, kam aber erst nach 23 Uhr im Hotel an, weil ich vorher eine längere Irrfahrt mit der U-Bahn gemacht hatte. Ich war durchnässt, müde und registrierte beiläufig, dass in einem kleinen, verdunkelten Nebenraum einige Männer versammelt waren. Im Halbbewusstsein fiel mir noch die beklemmende Stille auf – das war keine fröhliche Zechrunde von Hotelgästen! Der Nachtportier hatte sich wohl zu den Männern gesellt und eilte jetzt hinter den Tresen. Er grinste breit, als ich den Namen »meiner Freundin« angab und verlangte (unüblicherweise!) Unterschrift und Ausweisnummer. Nebenan absolute Stille! In dieser merkwürdigen Atmosphäre hatte ich keine Lust, etwas von Freundinnen oder Rollentausch zu faseln, deshalb fragte ich, ob das nicht bis morgen früh Zeit hätte. Er stimmte ölig und mit noch breiterem Grinsen zu. Als ich meinen Rucksack schulterte und zum Fahrstuhl ging, trat einer der Männer aus dem Nebenraum. Ich registrierte reflexartig: zwischen dreißig und vierzig, Größe etwa 1,80/1,90, durchtrainiert, kurz geschnittene, dunkle Haare, schmales Gesicht. Er vertrat mir den Weg und wollte anscheinend mit mir in den Fahrstuhl steigen. Da kam ein anderer dazu, flüsterte etwas und hielt ihn zurück.

Etwa eine Viertelstunde später – ich hatte mich gerade hingelegt – ging der Terror los. Profi-Folter und massive Attacken auf das Herz und die Schläfe! Die Bande hatte mich im Hotel erwartet, und das bedeutete, dass sie mir morgens bei der Reservierung gefolgt war.

Am nächsten Morgen präsentierte ich der Dame an der Rezeption mit den Worten: »Ich muss etwas klarstellen!«, endlich die Rollentauschversion, und sie antwortete erwartungsgemäß, das interessiere sie alles überhaupt nicht. Das Zimmer sei ja bezahlt!

War der Nachtportier von der Männerrunde beauftragt worden, Ausweis und Unterschrift zu verlangen?

Kapitel 11: Die letzte Attacke

Dieses Schlusskapitel tippe ich mit dem rechten Arm in einem Gilchrist-Verband. Am linken Bein wurde ein Gehgips angelegt, den ich vier Wochen lang tragen muss. Ich habe eine Fraktur des Malleolus lateralis fibulae links Typ Weber A und des Tuberculum majus humeri rechts. Die Therapie ist mühsam und schleppt sich langsam dahin, da bei beidseitigen Knochenbrüchen die üblichen Gehhilfen nicht einsetzbar sind. Mit Rücksicht auf meinen Herzinfarkt hat man nach längerem Zögern auf eine Operation verzichtet und die Brüche konservativ behandelt. Die Art der Verletzungen sind so außergewöhnlich, dass es den Ärzten sofort auffiel: »Wie ist das passiert? Wie sind Sie denn gefallen? Sind Sie zuerst auf die rechte Schulter gefallen und haben sich dann gedreht, um sich das linke Sprunggelenk zu brechen?«, fragte der Oberarzt ironisch.

Ich habe erzählt, dass es eine Attacke war. Ständig übermüdet bin ich nach dem Mittagessen – immer noch am Tisch sitzend – etwa zehn Minuten lang eingeschlafen. Da verspürte ich plötzlich einen unbeschreiblichen Schmerz in der rechten Schulter und sprang auf, um aus dem Schussfeld zu fliehen. Beim Auftreten versagte mein linker Knöchel, ich kippte um und fiel zu Boden. Ich war unfähig, wieder aufzustehen, robbte am Boden entlang, heulte und schrie um Hilfe. Im vierten Stockwerk folgten Schritte meinen hilflosen Kriechbewegungen. Die Fenster waren geöffnet, aber trotzdem schien mich niemand zu hören. Der brennende Schmerz war so unerträglich, dass es mir zu diesem Zeitpunkt noch nicht möglich war, ein Zentrum der Verletzungen zu lokalisieren. Der gesamte Körper war betroffen. Ich kroch mühsam in die Ecke, in der sich mein neu gekauftes Spektrumanalysegerät befand. Das Gerät misst Hochfrequenzstrahlung bis zu zehn Gigahertz. Mit letzter Kraft ergriff ich den Fotoapparat und schoss mit der einen Hand, die weniger schmerzte, ein Foto von den blinkenden Messwerten. Ich zog mich am Stuhlbein nach oben, und als ich fluchtartig die Wohnung verlassen wollte, musste ich feststellen, dass Beine und Füße den Dienst versagten. Ich fiel erneut zu Boden und lagerte auf der Treppe. Inzwischen war der Abend hereingebrochen, und ich wagte es nicht, in die Wohnung zurückzukehren. Von oben drang grölendes Gelächter. Ich verbrachte auch den Rest der Nacht im Hausflur. Nachts erfolgte erneut eine Attacke auf die linke, die bisher noch unversehrte Hand. Kälteschock.

Schlussbemerkung:
»Wer Wind sät, wird Sturm ernten.«

Es ist mir nicht leicht gefallen, die Foltermethoden in Sprache zu fassen und öffentlich mitzuteilen. Wenn ich während des Schreibens an einen mentalen und physischen Tiefpunkt geriet und dazu tendierte, zu resignieren und das gesamte Unternehmen abzubrechen, gaben mir die folgenden Überlegungen neuen Ansporn:

Betroffene, die diesen Erfahrungsbericht gelesen haben, werden nicht Jahre mit falschen Spekulationen vergeuden. Sie werden ihre leidvollen Erlebnisse nicht verharmlosen, sondern der Tatsache ins Auge sehen, dass es in ihrer Situation um Leben und Tod geht. Sie werden sich von schlecht informierten Zeitgenossen nicht einreden lassen, dass sie unter Halluzinationen leiden. Sie werden schnell und entschlossen reagieren und alle Mittel in Bewegung setzen, um die Täter zu überführen.

Ich schlage allen Langzeitbetroffenen vor, sich für eine gewisse Zeit in Wohngemeinschaften zusammenzuschließen, einen Wachdienst zu organisieren und den Verbrechern so viele Fallen zu stellen, dass sich allmählich eine überzeugende Beweislast ansammelt, die durch mehrere Zeugenaussagen bekräftigt wird. Diese Wohngruppen könnten mit Physikern, Messtechnikern, örtlichen Hilfseinrichtungen, Anwälten, Ärzten, Detektiven und Polizisten zusammenarbeiten und auf dem Prinzip gegenseitiger Hilfe basieren.

Ich rate auch ausdrücklich zum Einsatz außergewöhnlicher, unerwarteter Mittel bei der Überführung der Banden, etwa nach dem Vorbild von Günter Wallraff, dem es mit falscher Identität, Verkleidung, List und Fallenstellen immer wieder gelungen ist, skandalöse Vorgänge und sogar Putschversuche aufzudecken und zu verhindern. Die Gerichte werden später zu entscheiden haben, auf wessen Seite die »höheren und legitimeren Interessen« lagen, wenn wir das immense Gefahrenpotenzial aufgedeckt und publik gemacht haben, das im kriminellen und terroristischen Missbrauch elektronischer Systeme liegt. Der Begriff »nicht tödliche Waffen« ist eine verharmlosende

Tarnbezeichnung zur Irreführung der Laien – dies kann jeder Betroffene bestätigen!

Nur wir, die Opfer grausamer Menschenversuche, können authentisch beschreiben, wie diese Elektrowaffen auf Körper, Geist und Psyche wirken und welche Langzeitwirkung damit verbunden ist. Nur wir, die wir Nacht für Nacht und Tag für Tag der Folter ausgesetzt sind, können überzeugend belegen, mit welch beispielloser Skrupellosigkeit und Menschenverachtung die »Erprobungsphase« dieser neuartigen Mordinstrumente durchgezogen wird. Wir müssen uns wehren, wenn wir diese Torturen überleben wollen! Und wir müssen unsere Mitmenschen warnen!

Zusammenfassung

1. Die Täter wählen einzelne Personen aus und verfolgen sie über Jahre hinweg mit elektromagnetischen Waffen, die lautlos, unsichtbar und äußerst zielgenau Wände durchdringen.

2. Die Strategie der Verbrecher basiert überregional auf einem übereinstimmenden Grundmuster in der Vorgehensweise. Ihre Organisationsstruktur ist ein flexibles Netzwerk, das örtlich nicht gebunden ist.

3. Die kriminellen Zirkel verfügen über enorme finanzielle Mittel, sind zeitlich nicht eingeschränkt und rekrutieren jüngere Hilfskräfte, auch Studenten.

4. Dem Erscheinungsbild nach gehören die Folterer bürgerlichen, gut situierten Kreisen an.

5. Sie »arbeiten« nach einem abgestuften Folterprogramm, das letztendlich den Tod des Opfers zum Ziel hat. Dabei soll der Anschein erweckt werden, dass nicht Fremdeinwirkung, sondern eines der allgemein verbreiteten Krankheitsbilder zum Tod geführt hat. Organisationsstruktur, durchgeplantes Vorgehen, langfristig angelegte Strategie, finanzielle Mittel, personeller Einsatz und die eindeutige Tötungsabsicht legen zwingend die Schlussfolgerung nahe, dass hier keine »unzurechnungsfähigen« Einzeltäter am Werk sind. Es ist vielmehr zu vermuten, dass es sich dabei um die experimentelle Erprobung bislang unbekannter Waffen am Menschen selbst handelt.

6. Zu den Methoden zählen neben schmerzhaften Einwirkungen auf die Unterleibs- und Magen-Darm-Zone die wiederholte Lähmung von Gliedmaßen und ihre absichtliche Deformation, die Beeinflussung von Herzschlag und Blutdruck und die kontinuierliche Besendung von Hirnregionen mit dem Ziel, tödliche Herz- oder Hirninfarkte und Tumore herbeizuführen. So wird Mord als »natürlicher Tod« bemäntelt.

7. Die Anschläge werden durch gezielten Psychoterror wie Schlafentzug und akustische Störungen oder auch durch chemische

Mittel ergänzt, die das Opfer zusätzlich desorientieren, isolieren, diskreditieren und zermürben sollen. Das Informationsdefizit der Öffentlichkeit wird dabei zynisch einkalkuliert und möglicherweise sogar bewusst gesteuert.

8. Bevorzugte Operationsbasis sind leer stehende Wohnungen in unmittelbarer Nähe der Betroffenen. Man mietet diese Apartments an oder schleicht sich unbemerkt ein.

9. Die Polizei ist – aus welchen Gründen auch immer – dieser neuen Form der Kriminalität in keinerlei Hinsicht gewachsen. Passivität und Ahnungslosigkeit der Ordnungskräfte ermöglichen den Tätern eine enorme Dreistigkeit des Vorgehens und tragen letztendlich dazu bei, dass die Gefolterten als »Psychofall« abgestempelt und mundtot gemacht werden.

Anmerkungen

1. Dritter Gefahrenbericht der Schutzkommission beim Bundesminister des Innern »Zivilschutzforschung«, Band 59, Bonn 2006, S. 30

2. »Wahrer Jäger, wahrer Killer«, von Bernhard Zand, in DER SPIEGEL vom 2.3.2009

3. »Wir sind Europameister«, von Ch. Tenbrock, in DIE ZEIT vom 2.4.2009: Im Jahr 2007 exportierte Deutschland Kriegswaffen im Wert von 8,7 Milliarden Euro.

4. Dritter Gefahrenbericht, S. 30

5. Dritter Gefahrenbericht, S. 32

6. »Der Hass höret nimmer auf«, von Wolf Biermann, in DER SPIEGEL 51/2008

7. Mobilfunk – die verkaufte Gesundheit, von Dr. H. C. Scheiner und A. Scheiner, Peiting 2006, S. 67 ff.

8. Journey of the Soul, Dr. Brenda Davies, London 2002

9. Die Natur der Psyche, Jane Roberts, Kreuzlingen/München 1995, S. 7

10. »Die Firma«, von J. Dahlkamp, D. Deckstein, J. Schmitt in DER SPIEGEL vom 14.4.08

11. Über das Böse, von Hannah Arendt, München 2006

Danksagung

Ich danke Herrn Doktor Munzert für seinen unermüdlichen Einsatz im Forum mikrowellenterror.de und für seine persönliche Beratung.

Ich danke Herrn Doktor Aschmoneit vom Hochwaldkrankenhaus und den Ärzten der Kerckhoff-Klinik in Bad Nauheim für ihre umsichtige Betreuung vor und nach meinem Herzinfarkt. Auch meinen Berliner Ärzten, meiner Physiotherapeutin und meiner Heilpraktikerin danke ich von Herzen für das ausgezeichnete Vertrauensverhältnis und für die mutige Unterstützung.

Besonderer Dank gebührt dem Kreis meiner Freunde und Unterstützer in Bad Nauheim und Berlin, der in dieser schweren Zeit zu mir gehalten hat und der mir auch jetzt noch mit Ermutigung, Rat und Tat beisteht.

Zur Autorin

Strahlenterror mit elektromagnetischen Waffen verbreitet sich mehr und mehr in der Bundesrepublik. Felicitas Klara Hope ist selbst Opfer. Sie beschreibt in diesem schockierenden Erfahrungsbericht die heimtückische Strategie der Täter: Verfolgungsjagd, brutale Folter, geplante Anschläge und Psychoterror. Mit schonungsloser Offenheit schildert die Autorin die gesundheitlichen Schäden, die sie davongetragen hat, und die oft engstirnigen Reaktionen ihrer Umwelt.

Das Buch ist Appell, Hilfeschrei und Warnung – es will die Leserschaft aufrütteln und ihre Aufmerksamkeit auf ein bislang kaum wahrgenommenes Problem lenken: die zunehmende Gefahr des kriminellen Missbrauchs moderner Waffentechnologie.

»Strahlenfolter – Terror mit elektromagnetischen Waffen – Erfahrungsbericht einer Betroffenen« ist das zweite Buch der Autorin und wird unter Pseudonym veröffentlicht.